Lieber Gesund Essen
als Krank Arbeiten

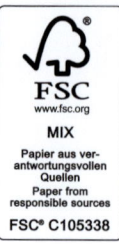

Bibliografische Information der Deutschen Nationalbibliothek
Die Deutsche Nationalbibliothek verzeichnet diese Publikation
In der Deutschen Nationalbibliografie; detaillierte bibliografische
Daten sind im Internet über http://dnb.d-nb.de abrufbar.

 www.nutrigenius.de

Herstellung und Verlag:
BoD – Books on Demand, Norderstedt
ISBN 978-3-7322-9118-2

Silke Raab

Lieber Gesund Essen

als Krank Arbeiten

Leere Energiespeicher füllen - Burnout vermeiden

Ein Ernährungsratgeber für Menschen mit wenig Zeit

Zweite, überarbeitete Auflage (Version 2.0), 2014

Inhaltsverzeichnis

Vorwort

Sehr geehrte Leserin, sehr geehrter Leser,

im vorliegenden Buch geht es um ein gesellschaftlich brisantes Thema. Burnout ist eine Erkrankung mit Aspekten auf allen Ebenen des menschlichen Seins: körperlich, emotional, mental und geistig. Sie ist ein Teil des heutigen Zeitgeistes geworden.

Ein Aspekt des Burnouts ist die körperliche Ebene. Wenn der Körper stark ist, dann ist die Toleranzgrenze hoch. Hingegen sinkt die Toleranzschwelle, wenn der Körper weniger Kraft hat. Infolge dessen erscheint es sinnvoll, die Widerstandskraft des Körpers zu erhöhen, um der Widerstandskraft des Geistes Boden zu geben. Das vorliegende Buch gibt Ihnen nicht nur einen Fingerzeig, wie Sie hier vorgehen können, sondern bietet Ihnen eine ganze Handvoll essenzieller Hinweise, welche Vorgehensweisen Ihren Körper wieder kräftig machen.

Ein weiterer Aspekt ist der psychische Aspekt des Burnouts. Ein Fass voller negativer Ereignisse und Gefühle läuft wegen eines einzelnen Tropfens über. Das Bewusstsein hat zwei Speicher. Der eine Speicher füllt sich mit negativen und der andere Speicher mit positiven Gefühlen. Der Speicher mit dem höchsten Füllstand bestimmt das Lebensgefühl und die Fähigkeit, mit schwierigen Situationen umzugehen. Woran kann man erkennen, welcher Speicher den höheren Stand hat? Wenn Sie unglücklich sind, dann sind die negativen Gedanken in der Überzahl. Wenn Sie glücklich sind, dann sind die positiven Gedanken in der Überzahl.

Und - was füllt diesen Speicher? Diese Frage ist eine Frage der Wahl. Was ist vorrangig im eigenen Leben präsent: negative oder positive Informationen und Emotionen? Eine Wahl mit Bedacht und Güte kann hier viele Tropfen aus einem überfüllten Fass nehmen.

Wird es dann gleich besser werden? ‚Ein Mann ging in der Wüste. Er suchte die Oase. Endlich traf er einen Einheimischen. Er fragte diesen: „In welcher Richtung geht es zur Oase?" Der Mann gab ihm zur Antwort: „In der entgegengesetzten Richtung!" Unser Mann in der Wüste kehrte um und begann in Richtung Oase zu gehen'. Wird es nun sofort kühler werden? Nein, aber die nunmehr eingeschlagene Richtung stimmt.

Es gibt so viele Probleme: Krisen, Gewalt, Krieg, Krankheit, Beziehungsprobleme. Eine solch große Zahl wirkt erdrückend, niederschmetternd. Wenn jedoch die Anzahl der Probleme im Geist reduziert würde? Im Prinzip gibt es nur vier Probleme: Gesundheit, Beziehung, Finanzen und Gott. Dieser Gedanke vereinfacht. Emotionen können wir nicht beeinflussen, aber Gedanken können wir ändern. Ein kleines Beispiel: Es wäre einen Versuch wert auszuprobieren, den Partner nicht (mehr) zu ändern. Was geschieht dann?

Dr. Andrew Newberg entdeckte, dass Menschen, wenn sie beten, sich wohl, glücklich und eins fühlen. Das anteriore Cingulum, der Teil des Gehirns, der für Gefühle von Harmonie, Freude und Verbundenheit zuständig ist, schaltet sich beim Beten ein, während die Scheitellappen, die dem Menschen das Gefühl von Einsamkeit, Isoliertheit und Leere vermitteln, ausgeschaltet werden. Testen Sie wie ein Wissenschaftler unvoreingenommen und objektiv. An den Ergebnissen erkennt er.

Lachen. Lachen ist eine Geheimtechnik. Lachen produziert Dopamin und Serotonin - diese machen glücklich – so wie es die Vorstufen dieser Hormone, nämlich die Aminosäuren Tryptophan und Tyrosin ohne Nebenwirkung tun. An dieser Stelle zeigt es sich, wie sehr die körperliche und seelische Ebene einander bedingen.

Silke Raab bietet Ihnen in diesem Buch wertvolle, grundlegende Gedanken, die sowohl die physischen als auch psychischen Ebenen qualitativ hochwertig nähren, womit ein sehr guter Anfang für einen starken Körper und einen widerstandsfähigen Geist gemacht ist. Viel Freude in Umsetzung und Genuss der positiven Wirkungen wünscht Ihnen

Pedro de Souza

(Mitbegründer des Deutschen Naturveda Instituts und der Naturveda Ernährungslehre)

Karlsruhe, im November 2013

Liebe Leserinnen, liebe Leser,

ich freue mich, dass Sie sich – trotz der Flut an Ernährungsratgebern – für mein Buch entschieden haben! In diesem erkläre ich zunächst anschaulich die Zusammenhänge der vieldiskutierten Negativspirale „Schlechte Ernährung - Stress – sinkende Leistungsfähigkeit - noch mehr Stress – Frust" und leite Sie sehr pragmatisch mit Hilfe sofort umsetzbarer Praxistipps und unkomplizierter Rezepte wieder heraus.

Jeder Abschnitt schließt mit einem markierten Fazit ab, so dass Sie das Gelesene schnell rekapitulieren können. Wenn Sie bereits das Gefühl haben, dass Ihre persönlichen Energiespeicher leer sind, kann Ihnen ein individueller Ernährungsplan, basierend auf einer Stoffwechselanalyse, helfen (Informationen hierzu unter www.nutrigenius.de).

Natürlich kann ich Ihnen den vollen Terminkalender, den cholerischen Chef, die „netten" Kollegen, die unzufriedenen Kunden, … nicht nehmen. Aber ich kann Ihnen effektive Mittel an die Hand geben, um mit diesen Situationen gelassener umzugehen. Ich wünsche Ihnen – ganz persönlich – viel Spaß, Genuss und Erfolg beim Umsetzen des Inhalts dieses Buches!

Ihre

Silke Raab

Geisenheim, im November 2013

1 Burnout: Die persönliche und gesamtwirtschaftliche Zeitbombe

Der Begriff „Burnout" ist aus dem deutschen Wortschatz nicht mehr wegzudenken. Auch wenn das Phänomen nicht ganz neu ist (zu Beginn dieses Jahrhunderts waren vor allem Lehrer, Pfleger und Ärzte betroffen), so steigt die Zahl doch in den letzten Jahren in vorher unbekannte Dimensionen und erreicht ganz andere Berufsgruppen wie z. B. Spitzensportler, Manager, Professoren, Anwälte, Journalisten, alleinerziehende berufstätige Frauen, Schüler und Studenten, ja sogar Arbeitslose.

Waren 2004 noch 4,6 von 1000 gesetzlich versicherten Arbeitnehmern wegen Burnout krankgeschrieben, so hat sich bis 2010 die Anzahl auf 63,2 fast vervierzehnfacht! Inzwischen schätzen Betriebskrankenkassen, dass etwa 10% der Bevölkerung an Burnout leiden. Dies hat große Auswirkungen auf die Volkswirtschaft. Die Behandlungskosten für psychische Erkrankungen am Arbeitsplatz werden nach Einschätzung der deutschen Bundesarbeitsministerin von der Leyen heute bereits auf rund 27 Milliarden Euro jährlich geschätzt. Die Krankheitstage durch psychische Erkrankungen haben sich in den letzten fünfzehn Jahren fast verdoppelt. Der steigende Trend ist dabei nicht auf Deutschland beschränkt, wie eine vor kurzem veröffentlichte Studie der OECD zeigt. Der Stressreport Deutschland 2012, herausgegeben von der Bundesanstalt für Arbeitsschutz und Arbeitsmedizin, zeigt zwar, dass die Anforderungen an den Arbeitnehmer in den letzten 6 Jahren kaum gestiegen sind, dass jedoch die „subjektiv wahrgenommene Belastung" und gesundheitliche Beschwerden altersunabhängig weiter zugenommen haben.

Für die Betroffenen bedeutet die Diagnose „Burnout" oft den Anfang vom Ende. Nicht nur, dass sie über kurz oder lang arbeitsunfähig werden (auch wenn Betroffene die Brisanz der Lage oft zunächst vor sich und der Umwelt vertuschen: das Problem des „Präsentismus" anstelle von „Absentismus" aufgrund von Burnout wird in den seltensten Fällen erkannt!). Sie befinden sich in einer für sie selbst und das familiäre Umfeld scheinbar ausweglosen Situation: Therapieplätze sind schwierig zu bekommen, mit langen Wartezeiten verbunden und erfassen oft nicht die Problematik in ihrer Gesamtheit. Nach mehr oder weniger erfolgreicher Therapie erfolgt zumeist keine angemessene Reintegration in den Arbeitsalltag. Wenn noch ein Arbeitsplatz vorhanden ist, sind sowohl Vorgesetzte als auch Mitarbeiter mit dem „neuen alten" Kollegen überfordert und geraten damit selbst in eine psychische Schieflage. Oftmals bleibt aber auch nur noch der Weg in die Arbeitslosigkeit. In seltenen Fällen gelingt der Schritt in einen neuen Job und in eine neue Zukunft.

Ein Grund für diese unbefriedigende Situation ist, dass die Komplexität der Ursachen des Erschöpfungssyndroms zumeist nicht erkannt und adressiert wird. Von der Leyen postuliert zwar im Vorwort des Stressreports: „Unser Ziel ist Resilienz, also Widerstandsfähigkeit, ... Damit Wandel nicht erdrückt, sondern Widerstandsfähigkeit weckt". Ideen hierzu sucht man jedoch nicht nur im Stressreport vergeblich. Die meisten „Lösungsansätze" sind eindimensional und erfassen weder den individuellen Patienten noch sein Problem aus einer ganzheitlichen Sichtweise. Ich habe sehr gute Erfahrungen damit gemacht, sowohl die seelische/mentale als auch die substantielle körperliche Komponente gemeinsam zu betrachten. Der individuelle Zugang, quasi der Türöffner, kann sich dabei von Mensch zu Mensch unterscheiden.

Nach einer kurzen Einführung in die Erscheinungsformen und Auslöser des Erschöpfungssyndroms geht es in diesem Buch darum, die körperliche Seite aus Ernährungssicht zu beleuchten und zu erklären, wie mittels einer Auffüllung der erschöpften Vitalstoffspeicher durch gesunde Ernährung die Leistungsfähigkeit effektiv wieder hergestellt werden kann.

> → *Burnout ist eine soziale und gesamtwirtschaftliche Zeitbombe. Ursachen und Lösungswege sind mehrdimensional.*

2 Phänomen und Ursachen

2.1 *Burnout: chronische Erschöpfung auf körperlicher, emotionaler und geistiger Ebene*

15

In der Fachliteratur gibt es keine eindeutige Definition für das Burnout-Syndrom, geschweige denn eine offizielle medizinische Diagnose. Oft wird betont, dass die Person vor dem „Ausgebranntsein" zunächst „gebrannt" haben muss, also besonders begeistert und engagiert war. In einem mitunter über sehr lange Zeit schleichenden Prozess der Stressexposition und Überforderung, oftmals auch der Frustration, entsteht dann eine chronische Erschöpfung, die sowohl körperlicher, emotionaler als auch geistiger Natur ist.

Das Gefühl des „Ausgebranntseins" geht einher mit vielerlei unspezifischen körperlichen Symptomen, wie z.B. Schlafstörungen, Konzentrationsmangel, Herzbeschwerden, Muskelverspannungen,

Kopfschmerzen, Magen-Darm-Beschwerden und Immunschwächen. Mentale Probleme wie Gereiztheit und Aggression, Panikattacken, aber auch Antriebslosigkeit, Traurigkeit sowie eine innere Distanz zur Tätigkeit erschweren eine Abgrenzung zur Depression.

Dabei ist Burnout nach meiner Beobachtung in erster Linie die Folge einer reduzierten Stressresistenz, d. h. die Ursache ist eine gestörte Fähigkeit der Stressverarbeitung, individuell begünstigt durch die Zunahme an Stressoren!

Im Folgenden werden die beeinflussenden psychosozialen Faktoren kurz beleuchtet. Wie der Großteil aller Erkrankungen, so ist auch Burnout nicht monokausal zu erklären. Anschließend wird gezeigt, welchen Einfluss Ernährung und Stoffwechsel auf unsere Fähigkeit haben, mit Stressoren fertig zu werden.

→ *Burnout ist vor allem die Folge einer reduzierten Stressresistenz!*

2.2 Beeinflussende Faktoren

2.2.1 Persönlichkeit: Wir stellen uns oft selbst ein Bein!

Die Persönlichkeit eines Menschen kann den Boden für eine Anfälligkeit bereiten, an Burnout zu erkranken. Als typische Merkmale werden geringes Selbstbewusstsein, emotionale Labilität, Perfektionismus, ein ausgeprägtes Kontrollbedürfnis oder/und Opferbereitschaft angesehen. Diese Merkmale, die in der Kindheit oder in traumatischen Erlebnissen in der Vergangenheit begründet sein können, begünstigen Ängste. Mit diesen Ängsten angemessen umzugehen, so dass sie nicht zu psychischen Störungen führen, ist in der heutigen Zeit umso schwieriger, da der zivilisierte Mensch nicht mehr seinem seit dem Paläolithikum angeborenen Instinkt folgen kann: „Kämpfe oder flieh!" Stattdessen muss er am folgenden Tag wieder ins Büro gehen und soll möglichst freundlich und gut gelaunt auch noch Vorbild für seine Mitarbeiter sein. Auch hochsensible Menschen, die äußere Reize qualitativ und quantitativ überdurchschnittlich wahrnehmen, sind gerade in der heutigen Zeit der Reizüberflutung eher überfordert.

Hier können mentale Trainingsmethoden wie z.B. Psycho-Kinesiologie, Meditation, Meridian-Klopftechniken, Wing Wave oder Psycho- bzw. Verhaltenstherapie helfen, die Ursachen für Ängste und Stressoren zu identifizieren und zu beseitigen. Der Betroffene erhält somit die Fähigkeit zurück, mit Situationen angemessen und gelassen umzugehen, die ihm vorher Stress bereitet haben.

> → *Individuelle Ängste können Situationen zu Stressoren werden lassen.*

17

2.2.2 (Arbeits-)Umfeld und Bewegung: Alles auf einmal und keine Pausen

Unsere moderne, nicht mehr „artgerechte" Lebensweise ist ein weiterer wichtiger Faktor, der zur Überforderung und damit zum Burnout führen kann. Die Arbeit in Großraumbüros sowie die ständige Erreichbarkeit durch moderne Medien - die auch noch mit wachsender Strahlenbelastung einhergehen – sorgen für eine permanente Reizüberflutung unserer Sinne. Da aufgrund schnellerer Kommunikationswege ein größeres Arbeitspensum pro Arbeitnehmer möglich wird, wachsen die Ansprüche, damit aber auch die Gefahr der Überforderung am Arbeitsplatz, insbesondere wenn z. B.

alleinerziehende Frauen durch Familie und Arbeit doppelt belastet sind. Die viel zitierte „Multitasking"-Fähigkeit gibt es nach neuesten Studien gar nicht, da unser Gehirn nur sequentiell arbeiten kann. Erfordert unser Job jedoch, dass wir gleichzeitig verschiedene Dinge tun, auf die wir uns konzentrieren müssen, geraten wir in Stress. So nimmt es auch nicht Wunder, dass der Stressreport Deutschland folgende Belastungen als meist genannte Stressauslöser aufführt: „verschiedene Arbeiten gleichzeitig betreuen", „starker Termin- und Leistungsdruck", „bei der Arbeit gestört/unterbrochen werden", aber auch „ständig wiederkehrende Arbeitsvorgänge" sowie „keine Pausen", „zu lange arbeiten" und „Schichtarbeit".

> → *Multitasking gibt es nicht! Alles auf einmal, zu schnell, zu lang, Störungen und fehlende Pausen stressen uns!*

Die wenigsten Menschen bieten ihrem Körper eine Regenerationsmöglichkeit durch ausreichenden Schlaf. Im Gegenteil, der moderne erwachsene Mensch schläft heute durchschnittlich 1,5h weniger als noch in den 1950er Jahren. Eine Kompensation durch Spiritualität oder soziale Kontakte findet ebenfalls immer weniger statt: Die Kirchen beklagen rücklaufende Mitgliederzahlen, Familien brechen durch zunehmende Scheidungsraten auseinander. Auch der Ausgleich durch Bewegung an der Sonne und an der frischen Luft wird nicht in ausreichender Form wahrgenommen. Nach einem langen arbeitsreichen Tag fehlt oft die Energie, sich nochmal zum Sport „aufzuraffen". Die Betätigung im Fitness-Studio bietet zwar Bewegung, aber weder Tageslicht noch frische Luft. Bereits in den

Schulen wird der Sportunterricht zugunsten des ansonsten vollgestopften Stundenplans reduziert. Dabei ist die Bedeutung sportlicher Betätigung sowohl für die Gehirnentwicklung als auch gegen dessen Verfall bekannt: Während der Ausübung von Körperübungen werden Stammzellen im Gehirn dazu aktiviert, neue Neuronen auszubilden sowie umgekehrt die Stoffwechselprozesse gehemmt, die einen Gehirnverfall provozieren.

> → *Wir benötigen mehr Regenerationsmöglichkeiten:*
>
> *7-8 h Schlaf, tägliche Bewegung an Sonnenlicht und frischer Luft, eine gute soziale Einbindung sowie ein spiritueller Zugang können einen wesentlichen Teil der Belastung auffangen!*

19

2.2.3 Ernährung: Mangel trotz voller Regale

„Nicht artgerecht" ist aber auch unsere moderne Ernährungsweise, die aus Zeitmangel oder Bequemlichkeit von Fast Food und Fertiggerichten geprägt ist. Trotz überquellender Regale in den Lebensmittelgeschäften ist unsere Industriegesellschaft hinsichtlich der Versorgung mit den lebensnotwendigen Makro- und Mikronährstoffen unterernährt. Dies ist zum einen darin begründet, dass das fertig verarbeitete Essen mit Konservierungsmitteln, Geschmacksverstärkern, Farbstoffen, synthetischen Vitaminen usw. gespickt ist, die der Organismus nicht einbauen kann bzw. sogar aufwändig entgiften muss. Übrigens belasten wir uns nicht nur durch unseren Nahrungsmittelkonsum, sondern auch durch die Benutzung der täglichen Hygieneartikel (siehe weiterführende Literatur im

Anhang). Hinzu kommt, dass die Verarbeitungsmethoden mitunter schonungslos mit den in den Rohzutaten vorkommenden Nährstoffen umgehen. Mikrowelle und Induktionsherd verändern die Zellstrukturen der Lebensmittel, Langzeitschäden sind nicht auszuschließen! Sogar wer noch selbst aus frischen Zutaten am Elektro- oder Gasherd kocht, kann seinen Nährstoffbedarf kaum decken, da das heute angebaute Obst und Gemüse, auch wenn es aus biologischem Anbau stammt, einen deutlich geringeren Nährstoffgehalt aufweist als noch vor 60 Jahren. Dies belegen unabhängige Studien u. a. aus den USA, Kanada und Großbritannien. Eine Ursache hierfür ist in ausgelaugten Böden, der Ernte unreifer Früchte sowie langen Transport- und Lagerzeiten zu sehen. Erschwerend kommt hinzu, dass der moderne Mensch (auch wiederum bedingt durch Fehlernährung, erhöhte Umweltbelastung oder mangelnde Muße beim Essen) kaum noch über ein Verdauungssystem verfügt, das eine angemessene Nährstoffaufnahme über den Darm in den Organismus gewährleistet. Das führt dazu, dass die ohnehin nur unzureichend zugeführten Nährstoffe nicht vollständig verwertet werden können oder sich der Organismus sogar in Form von Allergien/Unverträglichkeiten gegen sie wendet.

Das Ergebnis ist die Verstopfung mit Toxinen einerseits und die Ausbeutung an Vitalstoffen andererseits. Damit lässt sich auf Dauer keine Leistung erbringen!

Abnahme des Nährstoffgehalts am Beispiel von Brokkoli und Kartoffeln, die in Kanada zwischen 1951 und 1999 verkauft wurden:

Brokkoli, roh, 3 Stangen, 93g. 100/93=1,08

	Kalzium (mg)	Eisen (mg)	Vitamin A (I.E.)	Vitamin C (mg)	Thiamin (mg)	Riboflavin (mg)	Niacin (mg)
1951	130,00	1,30	3500	104,0	0,10	0,21	1,10
1972	87,78	0,78	2500	90,0	0,09	0,20	0,78
1999	48,30	0,86	1542	93,5	0,06	0,12	1,07
Veränderung in %	-62,85	-33,85	-55,94	-10,10	-40,00	-42,86	-2,73

Kartoffeln, eine Kartoffel, geschält, vor dem Kochen, 136g. 100/136=0,74

	Kalzium (mg)	Eisen (mg)	Vitamin A (I.E.)	Vitamin C (mg)	Thiamin (mg)	Riboflavin (mg)	Niacin (mg)
1951	11,00	0,70	20,00	17,00	0,11	0,04	1,20
1972	5,74	0,49	0,00	16,39	0,09	0,03	1,15
1999	7,97	0,30	0,00	7,25	0,09	0,02	1,74
Veränderung in %	-27,55	-57,14	-100	-57,35	-18,18	-50,00	45,00

Quelle: www4ger.dr-rath-foundation.org/DIE_FOUNDATION/faq.html#2

→ *Trotz überquellender Regale in den Lebensmittelläden sind wir hinsichtlich der Versorgung mit Makro- und Mikronährstoffen unterernährt!*

3 Das Paläolithikum: Warum wir „süß" und „fettig" lieben

Der Mensch hat den größten Teil seiner Geschichte, nämlich etwa 2 Millionen Jahre, als Jäger und Sammler im Paläolithikum verbracht. Erst seit weniger als 10.000 Jahren sind die Menschen sesshaft und führen ein Leben weitgehend in geschlossenen Räumen mit relativ wenig Bewegung.

Während sich also die Lebensbedingungen in vergleichsweise kurzer Zeit dramatisch verändert haben, stammen aber unsere genetische Ausstattung und auch unsere Ernährungsinstinkte noch aus jener Zeit der Jäger und Sammler. Die damalige Kost bestand höchstwahrscheinlich zu 19-35% aus Eiweiß, 20-40% aus Kohlenhydraten und 28-47% aus Fett. Vegetarismus gab es wahrscheinlich nicht, vermutlich essen wir seit mindestens 800.000 Jahren erhitzte Nahrung.

Der Anteil der tierischen Kost lag bei etwa 60% in Form von Jagdwild, Geflügel und Wassertieren, diese lieferten vor allem Proteine und Fett. Milchprodukte wurden nicht verzehrt, dafür fand eine Vielzahl an Pflanzen vom Samen über die Knolle und das Blatt bis zur Frucht als Nahrungs-, Würz- und Heilmittel Verwendung. Diese Pflanzen lieferten vor allem komplexe Kohlenhydrate, waren aber auch äußerst reichhaltig an Mikronährstoffen, die der Organismus für die Nahrungsverwertung brauchte (siehe Kap. 5.2Mikronährstoffe). Als besonders kostbare „Leckerei" galt Honig, dessen Beschaffung sehr aufwändig war. Honig war eine gute Energie- und Mineralstoffquelle, ebenso süße Früchte. Noch heute haben wir eine Vorliebe für Süßes, was uns nicht nur Energiebedarf, sondern vor allem Bedarf an Mineralien signalisiert. Leider deutet der moderne Mensch dieses

„Signallämpchen" falsch, isst Süßigkeiten, Kuchen oder Schokolade, kurzfristig verfügbare Kohlenhydrate also, die den Mineralienhaushalt noch weiter ausbeuten anstatt ihn aufzufüllen, den Insulinhaushalt durcheinander bringen (siehe Kap. 5.1.3 „Gute" und „böse" Kohlenhydrate) und uns langfristig müde machen.

Der hohe Anteil an Fett (vor allem Omega-3) in der damaligen Ernährung machte die enorme Entwicklung des menschlichen Gehirns, das zu 60% aus Fett (Trockenmasse) besteht, erst möglich. Dies erklärt noch heute unsere Vorliebe für fetthaltige Kost, wird aber allzu oft durch falsche Fette (raffinierte Fette, Transfette) bedient, die weder als Energielieferanten noch als Baustoffe für Gehirn- und Körperzellen geeignet sind (siehe Kap. 5.1.2 Fette für unser „Gehirnschmalz").

Der Arbeitsrhythmus zu jener Zeit sah wie folgt aus: Ein bis zwei Tagen des Jagens und Sammelns folgten ein bis zwei Tage Ruhepause. Körperliche Ertüchtigung und Selbsterfahrung wechselten sich mit ausgiebigen Regenerationsphasen ab. Die Menschen lebten in Gruppen und bildeten hier ihre sozialen Bindungen und Kompetenzen aus. Krankheits- und Todesursachen waren vor allem eine hohe Kindersterblichkeit und Infektionen durch mangelnde Hygiene sowie akute Verletzungen und Knochenbrüche. Chronische Erkrankungen, wie wir sie heute als „Zivilisationserkrankungen" kennen, gab es so gut wie nicht.

Eine Glorifizierung dieser Zeit und Lebensform wäre dennoch fehl am Platz. Die Menschen waren permanent großen Gefahren und auch Hungersnöten ausgesetzt. Um diese Zeiten der Entbehrung zu überstehen, entwickelte der Organismus die Fähigkeit, überschüssige

Energie in Fettzellen als Notreserve zu speichern. Heute wünschen wir uns oft, diese Fähigkeit nicht zu besitzen.

Wir können aber aus der Ära der Jäger und Sammler lernen, die Bedürfnisse unseres Körpers und ihre Signale besser zu deuten und die Diskrepanz zwischen unserer heutigen Lebensweise einerseits und den genetisch bedingten Bedürfnissen bzw. Vorlieben andererseits zu erkennen. Nun gilt es, diese klaffende Schere wieder zu schließen und eine Harmonisierung herbeizuführen, um einer Erschöpfung der Reserven entgegenzuwirken und Burnout zu verhindern.

> → *Wenn wir die Diskrepanz zwischen unseren genetisch bedingten Ernährungsvorlieben und unserer heutigen Lebensweise erkennen, haben wir auch den Schlüssel zu ihrer Harmonisierung gefunden.*
>
> → *Lust auf Süßes kann „Bedarf an Mineralien" bedeuten und sollte nur mit mineralienreichen Lebensmitteln wie z. B. Obst oder Vollkornprodukten befriedigt werden!*
>
> → *Der Genuss von Fett kann unser Gehirn zu Höchstleistungen bringen, aber nur, wenn wir die richtigen Fette essen (besonders Omega 3)!*

4 Nährstoffbedarf: Was braucht „Mensch" denn eigentlich?

4.1 Baustelle Zelle

Der menschliche Organismus besteht aus ca. 100 Billionen Körperzellen und rund 100 Milliarden Gehirnzellen – eine riesige Anzahl winziger Kraftwerke, die den Stoffwechsel bewältigen, Energie bereitstellen und uns damit leistungsfähig machen und am Leben erhalten. Bei einer Zellregenerationszeit von durchschnittlich einem Jahr stellt der Körper pro Tag ca. 275 Milliarden neue Zellen her, das sind ca. 3 Millionen Zellen pro Sekunde.

Damit diese „Großbaustelle" täglich, stündlich, sekündlich reibungslos betrieben werden kann, benötigen wir wie auf einer richtigen Baustelle Baustoffe, Werkzeuge, Schutz- und Reinigungsstoffe.

25

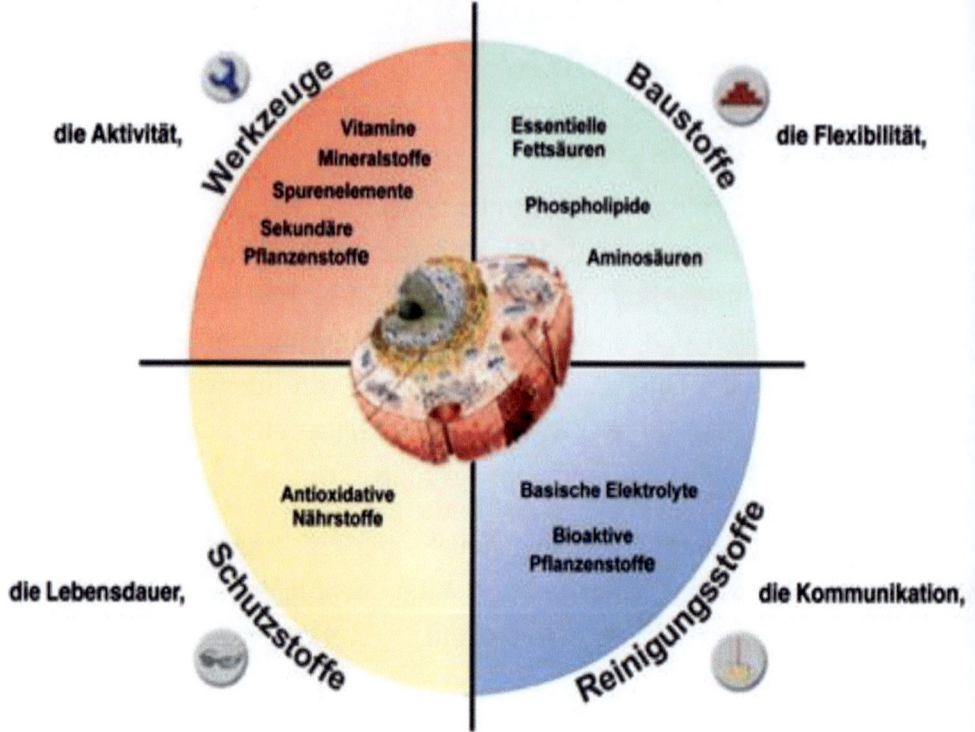

Die menschliche Zelle als Baustelle

Quelle: Priller, Hans. Wozu Mikronährstoffe?, in: Sport-Physiotherapie, 22. Jg. Heft 4, Dezember 2011

Werkzeuge für die Aktivität

Unter Werkzeugen verstehen wir auf der Baustelle „Zelle" jene Vitamine, Mineralien, Spurenelemente und sekundäre Pflanzenwirkstoffe, die unsere etwa 10.000 unterschiedlichen Enzyme bei der Arbeit unterstützen. Da die Enzyme sehr spezifisch sind (eines braucht den Hammer, das nächste braucht die Säge, das dritte die Kneifzange, etc.), müssen stets alle Werkzeuge zur Verfügung stehen, damit in der Zelle keine „Arbeitslosigkeit" entsteht. Ein Werkzeug-

Mangel löst u. a. Müdigkeit, Erschöpfung und Antriebslosigkeit aus, typische Symptome, unter denen Burnout-Betroffene leiden.

Baustoffe für die Flexibilität

Die „Ziegelsteine" der Zelle sind Aminosäuren, Phospholipide und essentielle Fettsäuren. Sie sorgen dafür, dass die Zellwände elastisch und funktionstüchtig bleiben. Besonders das Gehirn, das zu 60 % aus Fett („Gehirnschmalz") besteht, benötigt gute Fette (siehe Kap. 5.1.2 Fette für unser „Gehirnschmalz"). Ein Baustoffmangel führt zur „Austrocknung" des Organismus, was durch Konzentrationsschwächen, Reizbarkeit sowie Allergien, Neurodermitis usw. sichtbar wird.

Schutzstoffe für die Lebensdauer

Bei den Verbrennungsprozessen in den Mitochondrien (den kleinen Kraftwerken unserer Zellen) entstehen Freie Radikale. Dies sind hochreagible Moleküle, denen ein Elektron fehlt und die permanent auf der Suche nach einem Bindungspartner sind. Dabei zerstören sie bestehende Zellstrukturen. Um diese Freien Radikale „in Schach zu halten", benötigen wir Antioxidantien. Diese kleinen „Feuerlöscher" sind permanent an den „Brandherden", d. h. dort, wo Energie erzeugt wird, aber auch an kranken, entzündlichen Körperregionen im Einsatz. Die wichtigsten Antioxidantien sind Vitamin C, A, E, Selen, Zink sowie Coenzym Q10. Fehlen sie, so leidet das Immunsystem, es entsteht ein Nährboden für (chronische) entzündliche Prozesse, Autoimmunerkrankungen und Krebs.

Reinigungsstoffe für die Kommunikation und den Abtransport toxischer Substanzen

Jeder, der schon einmal auf einer Baustelle zu tun hatte, weiß, dass man am Ende des Arbeitstages aufräumen und einmal durchfegen sollte, damit die Arbeit am Folgetag störungsfrei wieder aufgenommen werden kann. Durch industrielle Kost und Umweltbelastungen ist unser Körper permanent Giftstoffen ausgesetzt. Dieser „Sondermüll" belastet zum einen die Entgiftungsorgane Nieren und Leber, ebenso den Darm als wichtiges Ausscheidungsorgan. Dies führt dazu, dass die Darmzotten des Dünndarms, der Ort, an dem 70% unseres Immunsystems veranlagt sind, regelrecht verkleben. Ein Nährstoffaustausch ist dann kaum noch möglich. Darüber hinaus lagern sich Toxine in Säuren gebunden (sog. Schlacken) in unserem Bindegewebe ab und stören die interzelluläre Kommunikation.   Auch Stress kann Übersäuerung auslösen. Um diesem Prozess der „Rückvergiftung" entgegenzuwirken und quasi den Körper wie mit einem Besen zu reinigen, benötigen wir basische Elektrolyte, die Säuren neutralisieren, sowie Ballaststoffe, die den Darm in seiner Funktion unterstützen. Fehlen uns diese Reinigungsstoffe, können u.a. Verstopfung, Herz-Kreislauf-Erkrankungen, Muskelkrämpfe und degenerative Gelenkerkrankungen entstehen.

> → *Damit die menschliche „Großbaustelle" dauerhaft funktionieren kann, benötigen unsere Zellen Werkzeuge für die Aktivität, Baustoffe für die Flexibilität, Schutzstoffe für die Lebensdauer und Reinigungsstoffe für die Zellkommunikation und den Abtransport von Giftstoffen.*

4.2 Stress: Der Nährstoffbedarf erhöht sich – Burnout: Die Speicher sind leer

Bei besonderer körperlicher oder geistiger Belastung steigt der Bedarf an Werkzeugen, Baustoffen, Schutz- und Reinigungsstoffen. Ein Auto, das mit 250 km/h über die Autobahn rast, hat ebenfalls einen höheren Verbrauch an Sprit, Öl, Wartung usw. als ein Auto, das gemütlich bei 80 km/h über Land tuckert. Während wir mit unserem Auto bei Aufleuchten des ersten Warnlämpchens sofort die nächste Werkstatt ansteuern, ignorieren wir beständig die Warnzeichen (Symptome) unseres Körpers und verwehren ihm Ölwechsel, Motorwäsche und qualitativ hochwertigen „Sprit" in Form von Nährstoffen. Konsequenz: Motorschaden! Unsere Arzt- und Therapeutenpraxen sind dann um Schadensbegrenzung bemüht. Als „Reparaturbetriebe" sind sie auch recht gut aufgestellt. Dennoch stoßen sie an ihre Grenzen, wenn es darum geht, Ursachen von Erkrankungen aufzudecken und zu beseitigen. Ausdifferenzierte und vor allem aussagekräftige Diagnoseinstrumente stehen (auch aus Kostengründen) selten zur Verfügung.

29

Die Zufuhr der notwendigen Nähr- und Vitalstoffe für einen langfristig gesunden Organismus obliegt der Eigenverantwortung jedes Einzelnen! Da wir aber unseren eigenen Instinkten für eine unseren Bedürfnissen angemessene Ernährung nicht mehr vertrauen können (siehe Kap. 3 Das Paläolithikum: Warum wir „süß" und „fettig" lieben), Medien und selbst ernannte „Ernährungsexperten" uns unterschiedlichste, oft konträre Empfehlungen liefern, wir auf der anderen Seite aber auch vermeintlich keine Zeit haben, uns mit dem Thema zu beschäftigen, „wursteln" wir halt irgendwie, freuen uns über die außerordentliche Leistung, einen Salat und einen Apfel am Tag gegessen und ansonsten unseren Hunger befriedigt zu haben.

Schokolade – so lernen wir – ist gut für die Nerven, das Kantinenessen wird unkritisch hingenommen, und abends fehlen uns die Zeit und Energie für die Zubereitung einer frischen Mahlzeit.

Die Quittung folgt leider nicht auf dem Fuß: Als junger Mensch kann man eine relativ lange Zeit auf diese Weise trotzdem leistungsfähig bleiben, was uns darin bestätigt, so weiter zu machen wie bisher. Wir bemerken dabei aber nicht, dass sich unsere Vitalstoffspeicher langsam schleichend immer mehr abbauen: wie Rucksäcke, die zu Beginn des (Lebens-)Weges noch prall gefüllt sind, deren Inhalt sich aber mehr und mehr verbraucht, und die, wenn sie nicht wieder aufgefüllt werden, plötzlich leer, also „erschöpft" sind! Und – je steiler der Berg, der zu erklimmen war, umso eher sind die Rucksäcke leer: „Burnout" - so nennen wir diesen buchstäblichen „Erschöpfungs"-Zustand.

30

> → *Bei besonderer Belastung steigt der Bedarf an Werkzeugen, Baustoffen, Schutz- und Reinigungsstoffen stark an! Nur mit einem effektiven Ernährungskonzept können wir dafür sorgen, dass unsere Speicher gefüllt bleiben und die Leistungsfähigkeit erhalten bleibt!*

5 Regeneration durch Ernährung und Nahrungsergänzung

Um aus diesem Erschöpfungszustand wieder herauszukommen oder besser gar nicht erst hineinzugeraten, bedarf es einer Änderung der Lebensgewohnheiten. Dazu gehören als außerordentlich wichtiger

Bestandteil die Ess- und Trinkgewohnheiten. Um ein Verständnis für die Bedeutung der verschiedenen Nährstoffgruppen zu entwickeln, werden diese im Folgenden erläutert. Dabei werden die wichtigsten Nahrungsmittelgruppen erklärt, die einen Beitrag zur Vitalstoffausstattung leisten können.

5.1 Makronährstoffe

5.1.1 Eiweiße nicht nur für die Muskeln

Unsere Körperzellen bestehen zu durchschnittlich 50% aus Eiweiß (Trockenmasse), das Gehirn zu 30%, das dort einem kontinuierlichen Abbau und Ersatz unterliegt. Daher müssen wir Eiweiße täglich über unsere Ernährung aufnehmen (tgl. ca. 1g/kg Körpergewicht, Sportler 1,5 g/kg Körpergewicht, Schwangere 1g/kg Körpergewicht + 15 mg). Sie werden dann zunächst in ihre Bausteine (Aminosäuren) zerlegt und anschließend bedarfsgerecht neu zusammengebaut. Um dem Körper die Eiweißspaltung zu erleichtern, empfiehlt es sich, saures Obst zu oder nach einer Eiweißmahlzeit zu essen (also z. B. Zitrone zum Fisch).

31

> → *Essen Sie saures Obst zu oder nach der Eiweißmahlzeit!*

Wir können Eiweiße aus tierischer und aus pflanzlicher Quelle aufnehmen.

Pflanzliche Proteine: unterschätzte Power!

Pflanzliche Eiweiße befinden sich vor allem in Nüssen, Keimlingen, Getreidekörnern, Saaten und Hülsenfrüchten.

Gute Quellen sind:

Nüsse: Walnüsse, Paranüsse, Haselnüsse, Mandeln, Bucheckern, Macadamia, Edelkastanie, Pecannüsse, Cashew. Erdnüsse gehören eigentlich zu den Hülsenfrüchten und sind aufgrund ihres hohen Omega-6-Fettsäure-Gehaltes (siehe Kap. 5.1.2 Fette für unser „Gehirnschmalz") und der stark krebserregenden Aflatoxine zu meiden!

Saaten: Sonnenblumenkerne, Pinienkerne, Kürbiskerne, Aprikosenkerne, Leinsamen, auch Obstkerne in kleinen Mengen (Apfel-, Birnen-, Grapefruit-, Orangenkerne) sind gesund.

Als buchstäbliche „Faust"regel gilt: pro Tag bis zu einer Handvoll Nüsse oder Saaten. Außerdem empfiehlt es sich, diese vorher einzuweichen oder zu erhitzen (z.B. rösten). Die Pflanze schützt nämlich ihre Saat durch sog. Phytinsäuren. Dies sind Stoffe, die die Aufnahme wertvoller Mineralien erschweren und die Eiweißverdauung hemmen, damit z.B. der Kirschkern unbeschadet vom Vogel wieder ausgeschieden und „ausgesät" wird. Durch Einweichen oder Erhitzen werden diese Phytine weitgehend zerstört.

→ *Täglich eine Handvoll geröstete Nüsse oder Saaten z. B. als Ersatz für das Kuchenstückchen oder den Schokoriegel am Nachmittag liefern hochwertiges Eiweiß und schnelle Energie!*

Getreidekeimlinge haben einen 3-4fach erhöhten Eiweißanteil im Vergleich zu ungekeimten Getreidekörnern. Darüber hinaus ist das hier enthaltene Eiweiß ungleich wertvoller für die menschliche Ernährung. Getreidekeimlinge sind z. B. neben Quellwasser die einzige Zutat von Essener Brot, das bereits 200 Jahre v. Chr. in einer jüdischen Gemeinde (Essäer) gebacken wurde und das heute seine Renaissance erlebt. Bitte fragen Sie aber unbedingt nach der Zusammensetzung, nur wenige Bäcker halten sich an das Original-Rezept! Eine gute Alternative ist das sog. „Keimbrot", das sich in der Zubereitung nur geringfügig vom Essener Brot unterscheidet. Anbieter finden Sie im Internet. Vor so genannten Low Carb oder Eiweiß-Broten (gern auch „Schlank-im-Schlaf" genannt) hingegen, die inzwischen in den Regalen fast aller Bäckereien zu finden sind, sei an dieser Stelle ausdrücklich gewarnt! Die Hersteller werben damit, dass ein höherer Eiweißanteil und damit niedriger Kohlenhydratanteil zur Gewichtsreduktion beitragen soll. Leider wird hier der Teufel mit dem Beelzebub ausgetrieben. Denn schaut man sich die Zutatenlisten genau an, so findet man meist als ersten Bestandteil Weizengluten, gefolgt von Sojaeiweiß. Die Problematik von Sojaprodukten wird weiter unten ausgeführt. Weizengluten ist einer der Hauptproblemstoffe, mit denen unser Darm tagtäglich zu kämpfen hat. Es kann im Darm eine Verschleimung hervorrufen und zu allergischen Reaktionen mit nachfolgender Schädigung der Darmwand führen. Dieses wiederum kann Autoimmunerkrankungen nach sich ziehen. Gluten ist besonders in den modernen Getreidezüchtungen von Weizen, Roggen, Hafer, Dinkel, Grünkern und Gerste enthalten. Eine glutenarme Kost ist eigentlich jedem Menschen anzuraten, um die Darmfunktion zu erhalten. Glutenfreie Alternativen sind Quinoa, Amaranth, Reis, Mais (aber: Vorsicht vor Genmanipulation!), Hirse und Buchweizen.

33

> → *In gekeimtem Getreide stecken alle Vital- und Schutzstoffe, die (nicht nur) die Pflanze benötigt, um zu wachsen!*
>
> → *Ersetzen Sie herkömmliches Getreide öfter mal durch eine glutenfreie Variante wie z. B. Quinoa, Amaranth, Reis, Mais, Hirse oder Buchweizen!*

Hülsenfrüchte enthalten sowohl Kohlenhydrate als auch Eiweiße und sind besonders für Vegetarier ein bedeutender Eiweißlieferant. Gute Quellen sind Linsen, Kichererbsen und getrocknete Bohnen sowie fermentiertes Soja (Tempeh, Natto, Miso). Sojaprodukte sollte man nur aus zuverlässiger biologischer Quelle beziehen, da inzwischen etwa 90% des Sojaanbaus genmanipuliert ist. Tofu, das von Vegetariern gern als Fleischersatz konsumiert wird, wird konventionell unter Verwendung ätzender Chemikalien hergestellt. Eine traditionelle Herstellung mit Enzymen ist besser verträglich. Aufgrund der enthaltenen weiblichen Phytohormone ist Soja grundsätzlich für Männer weniger geeignet als für Frauen. Für eine bessere Verdaulichkeit (weniger Blähungen) sollten Hülsenfrüchte vor dem Garen eingeweicht und das Einweichwasser weggeschüttet werden!

> → *Hülsenfrüchte bereichern den wöchentlichen Speiseplan. Vorsicht vor genmanipuliertem Soja! Männer sollten wegen möglicher hormoneller Wirkung nur wenig Soja essen!*

Tierische Proteine: Klasse statt Masse!

Tierische Eiweißquellen sind Fisch, Fleisch, Eier sowie Milchprodukte. Der Mensch ist ein „Allesfresser" und kann tierische Eiweiße verwerten. Aber alles mit Maß und Ziel! Der übermäßige Genuss tierischer Eiweiße kann zu rheumatischen Erkrankungen, Allergien und Wucherungen führen.

Fisch: Empfehlenswert ist der Konsum von Fischen wie z.B. Forelle, Kabeljau, Lachs, Barsch oder Sardinen. Große Raubfische wie z.B. Thunfisch, Schwertfisch, Haifisch, Heilbutt und Hecht sind leider aufgrund ihrer Schwermetallbelastung nicht mehr zu empfehlen. Niedere Fische und Schalentiere bzw. Meeresfrüchte wie z.B. Aal, Rochen, Muscheln, Scampis und Tintenfische sind zwar gute Eiweißträger, aber trotzdem aufgrund der Meeresbelastung bedenklich, da ihrem Stoffwechsel die Entgiftungsmechanismen fehlen.

> → *Bevorzugen Sie Fische mit geringerer Schwermetallbelastung wie z. B. Forelle, Kabeljau, Lachs, Barsch und Sardinen.*

Fleisch aus artgerechter Haltung ist ebenfalls ein guter Eiweißlieferant. Empfehlenswert sind Lamm, Pute, Hähnchen, Kalb, Ziege, Wild (möglichst nicht von Treibjagden, um eine Belastung an Stresshormonen zu vermeiden) und Rind. Ungeeignet hingegen sind Wurst (aufgrund der chemischen Zusätze wie z. B. Phosphat, Nitritpökelsalz oder Ascorbinsäure bei der Verarbeitung und wegen ihres hohen Salzgehaltes), Ente und Gans aufgrund ihres hohen

Fettgehaltes, Innereien aufgrund ihrer toxischen Belastung sowie Schnecken, Krebse und Reptilien, weil diese niederen Tiere nicht über ausreichende Entgiftungsmechanismen verfügen. Auch der Verzehr von Schweinefleisch ist kritisch zu sehen. Unsere Zuchtschweine werden oft mit Abfällen, billigen Futtermitteln, Antibiotika etc. gemästet und erleiden aufgrund ihrer hohen Intelligenz vor ihrer Schlachtung fürchterliche Todesängste. Die hierbei ausgeschütteten Stresshormone essen wir mit jedem Schweineschnitzel und jeder Scheibe Fleischwurst mit! Hinzu kommt der dringende Verdacht, dass sich im Schweinefleisch Viren, Toxine und Schmierstoffe befinden, die den gesamten menschlichen Organismus belasten, so auch das Gehirn!

> → *Ich empfehle 2-3x in der Woche Fleisch und Geflügel aus artgerechter Haltung und Fütterung. Vermeiden Sie jedoch Schwein, Ente und Gans.*

Eier: Das Protein von Eiern ist das für den Menschen am besten verfügbare Eiweiß! Allerdings sollten diese aus biologischer Zucht stammen.

> → *Genießen Sie Eier aus artgerechter Haltung und Fütterung!*

Milchprodukte sind ebenfalls gute Eiweißlieferanten, sofern sie aus ökologischer Haltung stammen und nicht industriell verarbeitet sind. Studien zufolge ist der Östrongehalt (Östron ist ein hoch-krebserregender Östrogenmetabolit) der Milch von industriell gehaltenen Tieren um den Faktor 30 höher als der Gehalt der Milch natürlich gehaltener Tiere. Auch die inzwischen in allen Lebensmittelgeschäften erhältliche ESL(extended shelf life) Milch mit der Aufschrift „länger haltbar" ist eine im Grunde genommen „vergewaltigte" Milch, die nicht einmal mehr ihren natürlichsten Konsumenten, den Kälbchen, zuträglich wäre – selbst wenn „Bio" draufsteht! Durch den Homogenisierungsprozess sowie die Hoch-Erhitzung der Milch werden die wertvollen Enzyme zerstört, die unser Organismus braucht, um die Milch zu verdauen. Die Zellstruktur der Milch ist bis ins Unkenntliche zerstört. So ist es kein Wunder, dass viele von uns mit Kuhmilchunverträglichkeiten zu kämpfen haben. Noch am besten verträglich sind Schafs- und Ziegenmilch oder -käse und frische Kuhmilchprodukte aus Rohmilch (aber: Vorsicht vor Listerien!) oder pasteurisierter Bio-Milch, am besten in gesäuerter oder fermentierter Form: ungesüßter Joghurt, Kefir, Sauermilch, saure Sahne, Buttermilch, Milchpulver, Molke sowie Frischkäse, Hüttenkäse, Butter, Mozzarella und Quark. Wo möglich, achten Sie auf Glasverpackungen. Die in den Kunststoffverpackungen enthalten fettlöslichen Phtalate sowie Bisphanol-A sind krebserregend bzw. stehen im Verdacht, hormonelle Auswirkungen zu haben.

> → *Genießen Sie Milchprodukte möglichst in ihrer naturbelassenen oder gesäuerten Form. Jeder zusätzliche Verarbeitungsschritt kann wertvolle Enzyme zerstören! Bevorzugen Sie Ziegen- und Schafmilchprodukte!*

Aminosäuren: Vorsicht vor Eiweißshakes!

Wie oben beschrieben, werden Eiweiße aus der Nahrung zunächst in ihre Bestandteile, die Aminosäuren, zerlegt, um anschließend wieder zu körpereigenen Proteinen zusammengesetzt zu werden. Sie sind nicht nur wichtig für den Muskelaufbau, sondern auch maßgeblich für den Energiestoffwechsel sowie für die Gesundheit von Gehirn und Psyche. Liegt hier ein Mangel vor, kann dies eine Ursache für Burnout und Depressionen sein. Eine Substitution durch Nahrungsergänzung kann im Einzelfall sinnvoll sein, allerdings ist unbedingt auf die natürliche Herkunft der Aminosäuren zu achten! Die molekulare Anordnung der Aminosäuren (L- oder D-Form) kann über Verwertbarkeit oder Toxizität entscheiden, diese kann – je nach Aminosäure – unterschiedlich sein. Da diese komplexen Zusammenhänge noch nicht abschließend erforscht sind, ist die natürliche Quelle, an die der menschliche Organismus angepasst ist, immer der synthetischen Variante vorzuziehen. Problematisch sind Eiweißdrinks, die gerade Sportlern angeboten werden! Hier wird mit Muskelaufbau und Fettabbau geworben. Diese Drinks enthalten aber nicht nur meist synthetische Aminosäuren, oft werden sie auch auf Sojabasis hergestellt (problematisch für Männer, s.o.). In der Regel werden sie mit vielen künstlichen Füll-, Hilfs- und Aromastoffen sowie Süßstoffen gespickt, die unsere arme Leber derart beschäftigen, dass sie für eine Verwertung der mitgelieferten Aminosäuren gar keine Kapazitäten mehr frei hat.

Ein natürlicher Lieferant vieler Aminosäuren und weiterer wertvoller Vitalstoffe sind Blütenpollen oder Bienenbrot, diese sind aber leider oft durch Rückstände von Pflanzenschutzmitteln belastet.

Bevor über die Substitution von Aminosäuren in Form von Nahrungsergänzung nachgedacht wird, sollte ein Aminosäureprofil erstellt werden, um dann bedarfsgerecht auszugleichen.

Folgende Aminosäuren stehen im engen Zusammenhang mit Gehirn und Psyche, Burnout-Erkrankte weisen hier oft Mangelerscheinungen auf:

Wichtigste Aminosäuren im Zusammenhang mit Erschöpfung

Aminosäure	Quelle	Funktion
Alanin	Entsteht im menschlichen Stoffwechsel; außerdem: Rindfleisch, Fisch, Hefe	für die Energiegewinnung in Muskulatur, Gehirn und Nervensystem
Asparaginsäure	Mais, Milch	gut gegen Schlaflosigkeit und Depression, wichtig für den Energiestoffwechsel
Cystein	Sonnenblumenkerne, Erbsen, Hähnchenfleisch, Hühnerei, Blütenpollen	u. a. beteiligt an der Bildung der Myelinschicht der Nervenzellen
Glutamin	in den meisten Proteinen, frei in Pflanzensamen, Blütenpollen	beteiligt an der Neurotransmitter-Synthese
Glutaminsäure	in den meisten Proteinen, frei in Tomaten, Fleisch, Getreide, Algen und Käse, Blütenpollen	wichtig für die Proteinsynthese, sehr gute Gehirnnahrung
Phenylalanin	Fisch, Sojaprodukte, Hüttenkäse, Mandeln, Erdnüssse, Karotten, rote Rüben, Tomaten, Spinat, Petersilie, Äpfel, Ananas, Kürbiskerne, Sesam, Blütenpollen	wichtig für die Hormonsynthese sowie die Synthese wichtiger Neurotransmitter wie z. B. Tyramin, Dopamin, Noradrenalin, Adrenalin und Endorphine
Carnitin	Fleisch (bes. Lamm), Geflügel	wird aus Lysin und Methionin gebildet, wichtig für die Energiegewinnung aus Fetten

Aminosäuren

Aminosäure	Quelle	Funktion
Tryptophan	Rüben, Rettich, Fenchel, Endivien, Löwenzahn, Spinat, Bohnen, Weizenkeime, Schokolade, Soja, Forelle, Mandeln, Milch, Bananen, Blütenpollen	wichtig für die Hormonsynthese; Tryptophan ist ein Vorläuferstoff von Serotonin, das wiederum Stimmung, Schlaf, Appetit, sexuelles Verlangen usw. steuert; außerdem beteiligt an der Bildung des Schlafhormons Melatonin
Taurin (keine echte Aminosäure)	entsteht aus Methionin	stabilisiert die Nervenzellmembrane, Antioxidans
GABA (γ-Amino-buttersäure)	Wird aus Glutaminsäure synthetisiert	Wirkt gegen Ängste, Stress und Schlafstörungen
Tyrosin	Wird aus Phenylalanin synthetisiert; außerdem z. B. in Kürbiskernen, Erbsen, Lachs, Hähnchen u. Soja	Wichtig für Neurotransmittersynthese; Vorstufe von Dopamin, welches für Antrieb und Motivation zuständig ist
Methionin	In allen Proteinen enthalten, besonders Paranüsse, Rindfleisch, Geflügel, Blütenpollen	wichtig für die Synthese vieler Aminosäuren und Neurotransmitter

→ *Psychische Probleme können Folge eines Aminosäuremangels sein. Eine Laboruntersuchung kann Licht ins Dunkel bringen. Falls Aminosäuren zugeführt werden müssen, ist unbedingt auf Herkunft und Qualität zu achten!*

Von der Theorie in die Praxis!

Rezept für eine Eiweißmahlzeit für 4 Personen

„Rote Wolke"

Zubereitungszeit ca. 30 min

450 g Putenfleisch (aus artgerechter Haltung) in Streifen geschnitten
Paprika
1-2 zarte, gelbe Zucchini
1 Fenchel
2 Zwiebeln
2 Knoblauchzehen
5 Tomaten mittlerer Größe
Eine Handvoll frische Kräuter (Thymian, Rosmarin, Basilikum, Oregano)
1 TL Pfeffer (schwarz o. Cayenne)
1 Tl Bockshornkleesamen gemahlen
2 Tl rotes Paprikapulver
2 EL Tomatenmark
1 EL Gemüsebrühe ohne Glutamat oder Hefeextrakt
Saft von ¼ Zitrone
4 Tassen Parboiled Reis
8 Tassen Wasser
1 Prise unjodiertes Meersalz oder Himalaya-Salz

Den Reis mit dem gesalzenen Wasser aufsetzen. Ca. 20 min köcheln lassen.

Das Gemüse waschen, den Fenchel in zwei Hälften schneiden, die harte Mitte herausschneiden und ihn dann in kleine Stückchen schneiden. Die Zucchini in 0,5 cm dicke Scheiben und die Paprika in Streifen schneiden. Die frischen Tomaten mit kochendem Wasser überbrühen und anschließend die Haut abziehen, Tomaten würfeln.

Das Gemüse mit den Putenstreifen und 350 ml Wasser in einen Topf geben und aufkochen. Die Kräuter gut zerkleinern und nach 6 min mit den anderen Gewürzen hinzufügen. Nach 10 min den Kochvorgang langsam abklingen lassen. Knoblauch frisch hineinpressen, die Zwiebeln in winzigen Würfeln sowie die Gemüsebrühe und das Tomatenmark unterrühren. Zum Schluss den Schuss Zitrone hineingeben.

Guten Appetit!

Quelle: „Küsse aus dem Kochtopf" von Karen Merz und Isolde Sauer-Lambach

5.1.2 Fette für unser „Gehirnschmalz"

Fette sind wichtige Energie- und Wärmelieferanten und insbesondere für die Funktion unseres Gehirns, das zu 60% aus Fett besteht, unbedingt notwendig! Sie sind Baustoffe für Zellmembranen und für das Gehirn. Ohne Fette können die fettlöslichen Vitamine A, D, E und K nicht transportiert werden. Auch wichtige Hormone gehören zu den Lipiden und werden aus Cholesterin hergestellt. Wie wir in Kap. 3 gesehen haben (siehe Kap. 3 Das Paläolithikum: Warum wir „süß" und „fettig" lieben), verfügen wir über eine im Grunde sinnvolle angeborene Vorliebe für Fette. Eine Reduktion der Fette um jeden Preis im Zuge des modernen „Diätwahns" ist nicht nur unverständlich, sondern dem Ziel der Gewichtsreduktion sogar abträglich und in hohem Maße gesundheitsgefährdend! Wichtig ist aber das richtige Maß und die Unterscheidung zwischen guten gesunden Fetten und ungesunden Fetten.

Die in der Nahrung vorkommenden Fettsäuren werden in gesättigte, einfach ungesättigte und mehrfach ungesättigte Fettsäuren unterteilt.

> → *Ohne Fette verhungert unser Gehirn!*

Gesättigte Fettsäuren

Gesättigte Fettsäuren kann der Körper selbst herstellen und braucht sie als Baustoffe in allen Körperzellen sowie als Energielieferanten. Gesättigte Fettsäuren, vor allem tierischer Herkunft, standen lang in der Kritik, über eine Erhöhung des Cholesterinspiegels die Gefahr zu erhöhen, einen Herzinfarkt oder Schlaganfall zu erleiden. Dieser Zusammenhang konnte so nicht nachgewiesen werden. Vielmehr wird hierfür heute die Aminosäure Homocystein verantwortlich gemacht. Trotzdem ist ein Zuviel an tierischen Fetten ungünstig, da es sich in den Fettzellen des Bindegewebes einlagert und uns dann als „Hüftgold" belastet.

43

> → *Der (maßvolle) Konsum gesättigter Fettsäuren ist gesund!*

Freispruch für Cholesterin

Cholesterin ist für unseren Körper so wichtig, dass er sich lieber nicht auf die Zufuhr von außen verlässt, sondern ihn selbst herstellt. Im Durchschnitt wird Cholesterin zu 75-90% in der Leber hergestellt und nur zu 10-25% mit der Nahrung aufgenommen. Wird mehr mit der Nahrung aufgenommen, wird die Herstellung gedrosselt und umgekehrt. Es ist ein wichtiger Bau- und Reparaturstoff für

Zellmembranen und Gefäßwände. Es bildet Myelinschichten der Nerven und ist Ausgangsstoff für Steroidhormone (Östrogen, Progesteron, Cortisol und Testosteron), Vitamin D und Gallensäuren.

Die meisten Lebensmittel mit hohem Cholesteringehalt sind tierischen Ursprungs und enthalten darüber hinaus noch viele andere Fette. Fette sind im Blut unlöslich und werden daher verpackt in Lipoproteine im Blut transportiert. Transport-Lipoproteine für Cholesterin sind LDL (low densitiy lipoproteins) und HDL (high density lipoproteins). LDL gilt völlig zu Unrecht als „schlechtes" Lipoprotein. Seine Aufgabe ist es, Cholesterin zur Zellbildung und -reparatur ins Gewebe zu transportieren. HDL, bekannt als „gutes" Lipoprotein, schwemmt Cholesterin aus den Arterien in die Leber, um es dort zu recyceln. Ein erhöhter Cholesterinwert im Blut ist also nicht die Ursache von Gefäßverkalkung (Arteriosklerose), sondern das Symptom eines erhöhten Reparaturbedarfs. Dieser wiederum wird durch Vitalstoffmangel, Toxine und Entzündungen hervorgerufen. Ein Verzicht auf cholesterinhaltige Lebensmittel wie Eier und Fleisch oder die Einnahme cholesterinsenkender Medikamente können die Ursache des Problems jedoch nicht beseitigen! Das Tückische ist, dass eine beginnende Arteriosklerose nicht wehtut, sondern erst ihre schweren Folgen wie z. B. Herzinfarkt, Schlaganfall oder die sog. Schaufensterkrankheit, bei der aufgrund verstopfter Gefäße in den Beinen das Laufen Beschwerden bereitet.

44

→ *Ein erhöhter Cholesterinspiegel zeugt von einer notwendigen Reparaturleistung des Körpers und lässt sich nicht durch den Verzicht auf cholesterinhaltige Lebensmittel senken, sondern durch eine vitalstoffreiche Kost und regelmäßige Entgiftung!*

Ketone für Herz und Gehirn

Der Körper hat die Fähigkeit, während einer Hungerperiode in der Leber aus Fettsäuren sogenannte Ketonkörper zu bilden und über die Blut-Hirn-Schranke an das Gehirn abzugeben. Dort – wie auch im Herzmuskel - können sie an der Stelle von Glukose als Energielieferanten dienen. Ketonkörper werden aus mittelkettigen Triglyceriden (MCT) gebildet, die auch in hohem Maße in ungehärtetem Kokosfett enthalten sind. Untersuchungen an asiatischen Völkern mit hohem Verzehr von Kokosfett haben eine geringere Neigung zu Demenzerkrankungen gezeigt, Entzündungsparameter und Fettprofil verbessern sich. Die Gehirntätitkeit von Alzheimer-Patienten kann sich bei regelmäßigem Verzehr von Kokosfett wieder verbessern! Da eine Energiezufuhr mit Ketonen insulinunabhängig ist, umgeht man damit die „Blutzuckerfalle" (siehe Kap. 5.1.3 „Gute" und „böse" Kohlenhydrate). Ungehärtetes Kokosfett ist aus biologischem Anbau erhältlich und eignet sich hervorragend zum Kochen, Braten und Backen.

45

> → *Ketonkörper aus ungehärtetem Kokosfett geben dem Gehirn Energie, ohne den Körper zu belasten, und beugen Demenzerkrankungen vor.*

Ungesättigte Fettsäuren: Fette verbrennen Fette!

Die wichtigsten ungesättigten Fettsäuren sind das einfach ungesättigte Omega-9 sowie die mehrfach ungesättigten Fettsäuren Omega-3 und Omega-6. Omega-3 und Omega-6 sollten vor Hitze,

Licht und Sauerstoff geschützt werden, um die Bildung freier Radikale zu verhindern und um die wertvollen sekundären Pflanzenwirkstoffe zu erhalten.

Omega-9-Fettsäure (Ölsäure) ist nicht essentiell, d.h. der Körper kann sie selbst bilden. Trotzdem ist es notwendig, sie z.B. in Form von kalt gepresstem Olivenöl zuzuführen, da sie Herz, Gefäße und Haut unterstützt. Sie verbessert die Kommunikation der Nervenzellen, reduziert Schmerzen und schmiert die Gelenke. Sie schützt den Magen-Darm-Trakt und hat eine vorbeugende Wirkung gegen Brustkrebs. Die Früchte des seit der Antike viel besungenen „Lebensbaums" enthalten jedoch nicht nur Ölsäure (75%), sondern auch Olivenpolyphenole, die äußerst wirksame Antioxidantien im Kampf gegen freie Radikale sind (siehe Kap. 4.1 Baustelle Zelle; siehe Kap. 5.2.3 Sekundäre Pflanzenwirkstoffe: kleine Geheimwaffen mit großer Schlagkraft!). Rapsöl hat ebenfalls einen hohen Anteil an Ölsäure (60%), ist aber trotzdem nicht empfehlenswert, da es leider inzwischen weitestgehend genmanipuliert ist und da es die sehr langkettige Eruinsäure enhält, die möglicherweise herzschädigend wirken kann.

→ *Olivenöl (extra virgin) sollte auf den täglichen Speiseplan gehören, da es wertvolles Omega-9 liefert und antioxidativ wirkt. Es kann bis max. 180 Grad erhitzt werden, sollte aber auch kalt genossen werden, z. B. in Salatsauce.*

Lebenswichtige essentielle Fettsäuren: Baustoffe und Energieträger

Essentielle Fettsäuren sind Fettsäuren, die unser Körper nicht selbst herstellen kann, die also über die Nahrung zugeführt werden müssen. Hier unterscheiden wir zwischen den *mehrfach ungesättigten Fettsäuren Omega-3- und Omega-6.* Diese Fettsäuren dienen nicht der Energiegewinnung, sondern sie übernehmen wichtige komplexe Funktionen als Baustoffe in der Zellmembran, für die Steuerung der Fettverbrennung (ob Sie es glauben oder nicht: Fett verbrennt Fett!) oder für die Bildung von hormonähnlichen Botenstoffen (Eicosanoiden). Das mit der Nahrung zugeführte Verhältnis von Omega-6 zu Omega-3 sollte zwischen 1:1 und 5:1 betragen.

Reich an Omega-6-Fettsäuren (Linolsäure) sind z.B. Sesamöl (45%), Sonnenblumenöl (66%), Kürbiskernöl (45%) oder Traubenkernöl (68%).

47

Ein Mangel an Omega-6-Fettsäuren ist selten, jedoch fehlt es häufig an der Zufuhr von Omega-3-Fettsäuren. Das Fettprofil eines Burnout-Betroffen weist in der Regel einen Omega-3 Mangel auf. Diese sind wichtig für die Erhaltung der Fließeigenschaft des Blutes sowie die Erweiterung der Blutgefäße, sind damit also blutdrucksenkend, sie bilden wichtige Nerven- und Gehirnsubstanz, können Cholesterin- und Triglyceridwerte senken und wirken antientzündlich. Omega-3-Fettsäuren können in Form von α-Linolensäure (in Lein- oder Leindotteröl), Eicosapentaensäure (EPA: in Lachs, Sardelle, Makrele, Sardine oder Algen) oder Docosaehexansäure (DHA: in Fischölen oder Algen) aufgenommen werden. Auch Fleisch und Eier aus artgerechter Weide- bzw. Auslaufhaltung enthalten aufgrund der Futterzusammensetzung

Omega-3-Fettsäuren. Tiere aus Massenaufzucht, die mit Mais und Soja gefüttert werden, können keine Omega-3-Fettsäuren bilden. Die zuletzt genannte DHA bildet den größten Anteil des Gehirnfettes und ist unentbehrlich für die Lern- und Konzentrationsfähigkeit. In Zeiten schwermetallbelasteter Meere ist der Konsum von Meeresfisch leider nicht mehr uneingeschränkt empfehlenswert, auch wenn hier die Hauptquelle der lebensnotwendigen Omega-3-Fettsäuren liegt. Als besonders Quecksilber-belastet gelten Schwertfisch, Haifisch, Tunfisch, Heilbutt und Hecht. Schwermetalle als Zellgifte gehören zu den „Mittätern" nicht nur im Burnout-Geschehen, werden in der täglichen Praxis jedoch immer noch zu wenig beachtet! Um diese Gefahr zu minimieren, empfehle ich, den Konsum von Leinöl (ca. 1 EL pro Tag) mit dem Konsum von Wildlachs oder Lachs aus biologischer Zucht (maximal 1x pro Woche) sowie Nahrungsergänzungen aus biologischer DHA-reicher Algenproduktion zu kombinieren und beim Fleisch- und Eierverzehr auf artgerechte Haltung/Fütterung zu achten.

> → *Eine ausreichende Zufuhr von Omega-3 Fettsäuren ist für unser Herz-Kreislauf-System und die Funktionsfähigkeit des Gehirns notwendig. Essen Sie täglich einen Esslöffel Leinöl, 1x wöchentlich Bio-Lachs oder Seelachs und ergänzen Sie durch DHA-reiche Bio-Algenprodukte.*

Phospholipide für den Gehirnaufbau

Phospholipide wie Lezithin und Phosphatidylserin sind wichtig für den Aufbau intra- und extrazellulärer Membranen. Lezithin findet sich in

Sojabohnen (Vorsicht vor Genmanipulation), Weizenkeimen, Bierhefe, Samen, Nüssen und Eigelb. Phosphatidylserin kommt im Gehirn in großen Mengen vor und ist maßgeblich für die Herstellung, Elastizität und Durchlässigkeit der Biomembranen im Gehirn, es erhöht die Anzahl der Synapsen. Für seine Herstellung (Synthese) benötigt der Körper Methionin, Folsäure, Vitamin B12 und vor allem essentielle Fettsäuren (s. o.).

> → *Phospholipide gehören zu den Baustoffen unserer Zellmembranen, insbesondere im Gehirn. Essen Sie Keimlinge, Saaten, Nüsse und Bio-Eier sowie Vitamin-B-haltige Lebensmittel (siehe Kap. 5.2.2 Vitamine: Werkzeuge und Schutzstoffe) und essentielle Fettsäuren (s.o.)!*

49

Transfette: die Zerstörer unserer Zellen

Bei der industriellen Fetthärtung (Hydrierung von Ölen) entstehen für den Organismus gefährliche Transfette. Sie finden sich vorwiegend in Pommes frites, Chips, Nuss-Nougat Cremes, Margarine, Fertigmenüs, Frittiertem, vegetarischen Brotaufstrichen, Blätterteiggebäck, Schmelzkäse usw. Werden diese molekular veränderten Fette in Zellmembranen eingebaut, so können diese durchlässiger für Giftstoffe werden. Transfette können Mikroentzündungen hervorrufen, Zellrezeptoren und Enzyme behindern. Manifest werden diese Prozesse dann z. B. in einem „ungünstigen" Verhältnis von LDL und HDL, einem erhöhten Risiko für Herzinfarkt und Schlaganfälle sowie Autoimmunerkrankungen oder auch in einem erhöhten Risiko für Diabetes. Transfette stehen auch im Zusammenhang mit der entzündlichen Darmerkrankung Morbus Crohn.

> → *Die Vermeidung von Transfetten in verarbeiteten Lebensmitteln ist oberstes Gebot zum Schutzunserer Zellen.*

Von der Theorie in die Praxis!

Rezept für eine Mahlzeit mit guten Fetten für 4 Personen

Zubereitungszeit: ca. 10 min + 30 min Garzeit

„Lachs auf Spinatbett"

1 EL ungehärtetes Kokosfett
450 g Bio-Lachs
2 Knoblauchzehen
1000 g Bio-Blattspinat tiefgefroren (bitte achten Sie darauf, dass der Spinat nicht in einem großen Klumpen, sondern in losen Stücken eingefroren ist)
1 Prise unjodiertes Meersalz oder Himalaya-Salz
Etwas Pfeffer, evtl. Piri-Piri
2 EL kalt gepresstes natives Olivenöl
½ Zitrone

Eine feuerfeste Form mit dem Kokosfett einfetten. Den gefrorenen Spinat darauf verteilen und den Lachs darauflegen. Die ausgepressten Knoblauchzehen sowie Salz und Pfeffer (wer's gern scharf mag, etwas Piri-Piri) darüber verteilen. Das Ganze auf die mittlere Schiene des Backofens schieben und bei 175 Grad ca. ½ h garen lassen. Vor dem Essen mit dem Olivenöl und etwas Zitronensaft überträufeln.

Guten Appetit!

5.1.3 „Gute" und „böse" Kohlenhydrate

Seit der Sesshaftwerdung der Menschheit vor etwa 10.000 Jahren erhielten Kohlenhydrate insbesondere durch Getreideanbau einen zunehmenden Stellenwert in der menschlichen Ernährung. Sie sind nicht essentiell, da der Körper in der Lage ist, sie aus Proteinen oder Fetten selbst herzustellen. Kohlenhydrate liegen in unserer Nahrung als Einfach-, Zweifach- oder Mehrfachzucker vor (Mono-, Di- oder Polysaccharide) und dienen als Energie- und Kohlenstoffquelle, als Energiespeicher und Strukturelement unserer Zellen. Im menschlichen Gehirn liegen sie zu ca. 10% vor.

Einfachzucker (Monosaccharide) wie z. B. Glukose (auch Traubenzucker oder Dextrose genannt, kommt in Früchten und Honig vor), Galaktose (Schleimzucker in Milch und Joghurt) und Fruktose (Fruchtzucker in Früchten und Honig, Hauptbestandteil von Agavendicksaft) sind schnelle Energielieferanten. Während Glukose ohne Umwege direkt ins Blut geht (hoher Glykämischer Index = GLYX), haben Fruktose und Galaktose keinen direkten Einfluss auf den Blutzuckerspiegel. Der Mensch ist durch den Genuss von Früchten seit Millionen von Jahren an Fruktose angepasst, trotzdem häufen sich die Fälle von Fruktoseunverträglichkeiten. Betroffene sollten über einen Zeitraum von mindestens 6 Wochen auf Früchte und andere Fruktose-haltige Lebensmittel verzichten. Wird der Organismus auf eine gesunde Kost umgestellt, kann Fruktose auch wieder vertragen werden.

Zweifachzucker (Disaccharide) gelangen in der Regel schnell ins Blut (hoher GLYX). Sie sind Bestandteil vieler industrieller Süßungsmittel wie z. B. Maissirup (Maltose), Kristallzucker und brauner Zucker (Saccharose). Sie werden verarbeiteten Lebensmitteln wie Desserts, Ketchup, Getreideprodukten, Dosen- und

51

Fertiggerichten, handelsüblichen Joghurts und Tiefkühlkost beigemischt. Ein Zweifachzucker, der nur langsam ins Blut abgegeben wird (niedriger GLYX), ist die Isomaltulose (auch: Palatinose). Sie kommt als natürlicher Bestandteil in Honig und Zuckerrohr vor, wird aber auch fermentativ aus Rübenzucker gewonnen.

Vielfachzucker (Polysaccharide) hingegen setzen sich aus mehreren Hundert Traubenzuckermolekülen zu Ketten zusammen und werden nur langsam ins Blut abgegeben (niedriger GLYX), da sie vom Körper zunächst in ihre Einzelbestandteile zerlegt werden müssen. Sie befinden sich meist in Form von Stärke, Pektin oder Cellulose in Getreide, Obst, Hülsenfrüchten, Gemüse und Kartoffeln. Als Speicherkohlenhydrat im Körper fungiert das Polysaccharid Glykogen. Der Körper kann 500 g Glykogen aus Glukose speichern. Ist dieser Speicher voll, so wird die überschüssige Glukose in Fett umgewandelt.

52

Ballaststoffe gehören ebenso in die Gruppe der Kohlenhydrate. Sie sind sehr wichtig für unsere Gesundheit, denn sie binden Gift- und Abfallstoffe, leiten Cholesterin und Homocystein aus und putzen mit ihren unverdaulichen Fasern den Darm von innen (siehe Kap. 4.1 Baustelle Zelle). Ein niedriger Ballaststoffanteil in der Nahrung erhöht das Risiko, an Dickdarmkrebs zu erkranken, um ca. 50%! Zu finden sind sie in Vollkorngetreide, Obst und Gemüse oder auch als „Pflanzengummis" in natürlichen Bindemitteln wie Gummi arabicum oder Johannisbrotkernmehl.

Die Insulin-Falle

Wie bei den Fetten, so können wir auch bei den Kohlenhydraten zwischen „guten" und „schlechten" unterscheiden.

Der Einfachzucker Glukose sowie die Zweifachzucker Maltose und Saccharose werden schnell ins Blut aufgenommen. Der Genuss dieser Zuckerarten mit einem hohen Glykämischen Index (GLYX) sorgt dafür, dass der Insulinspiegel zunächst schnell steigt, damit Glukose rasch in die Zellen gelangen kann. Nachdem die Glukose in die Zellen geschleust wurde, sorgt der immer noch erhöhte Insulinspiegel zunächst für einen Zustand der Unterzuckerung im Blut (nicht in den Zellen!) und damit für Müdigkeit und Mattheit, oft begleitet von Heißhunger auf Kohlenhydrate/Süßigkeiten. Setzt man seinen Körper über längere Zeit diesen Schwankungen von Über- und Unterzuckerung aus, so ermüdet erstens irgendwann die Bauchspeicheldrüse und stellt die Insulinproduktion ein. In diesem Zustand der sog. „Insulinkarrenz" sind wir deutlich überzuckert, es kann zu Übelkeit und Erbrechen bis hin zu Ohnmachtsanfällen kommen. Zweitens werden die Insulin-Rezeptoren der Zellen auf die Dauer Insulin-resistent, d. h. vorhandenes Insulin kann seine Aufgabe, Zucker aus dem Blut in die Zellen zu schleusen, nicht mehr erfüllen. Das Endresultat dieser beiden Fehlfunktionen heißt „Diabetes". Durchbrechen kann man diesen Teufelskreis nur, indem man weitgehend auf den Genuss kurzfristig verfügbarer Zuckerarten verzichtet und dem Körper im Gegenzug langfristig verfügbare Polysaccharide aus Vollkorngetreide, Obst und Gemüse anbietet. Diese sorgen für einen konstanten Blutzuckerspiegel ohne Schwankungen. Ein weiterer wichtiger Vorteil dieser Lebensmittel ist, dass sie die Mineralien, die der Körper für die Zuckerverwertung benötigt, gleich mitliefern, während Weißmehl-, Fertigprodukte und

Süßwaren diese Mineralien nicht enthalten, ja diese sogar dem Körper entziehen. Generell sollte man Appetit auf Kohlenhydrate bzw. Süßigkeiten immer als einen Ruf des Körpers nach Mineralstoffen deuten und dieses Bedürfnis auch in Form von gesunden mineralstoffreichen Lebensmitteln befriedigen (siehe Kap. 5.2.1 Mineralstoffe: die Grundlage unserer Gesundheit).

Unser Gehirn: der größte Zuckerkonsument

Obwohl das Gehirn nur etwa 2% unseres Körpergewichts ausmacht, verbraucht es dennoch 20-50% der täglich beanspruchten Energie. Wer viel Kopfarbeit zu leisten hat, kennt die Heißhungerattacken: Man fühlt sich ausgehungert, als hätte man auf einer Baustelle gearbeitet. Hat man ja auch (siehe Kap. 4.1 Baustelle Zelle)! Eine Ursache hierfür ist der enorme Energiebedarf, den ein Gehirn unter Höchstleistung hat. Heute wissen wir sogar, dass das Gehirn höchstselbst darüber entscheidet, ob es sich die im Blut vorhandene Glukose über die Blut-Hirn-Schranke selbst „genehmigt" oder ob sie den restlichen Körperzellen mit Hilfe von Insulin zugänglich gemacht wird. Das Gehirn kann bis zu 130 g (etwa eine Tasse!) Glukose am Tag verbrennen! Die Entscheidung des Gehirns ist wiederum abhängig vom individuellen Stresslevel, auf dem man sich gerade befindet. Um bei erhöhter Stressbelastung das Gehirn effektiv und langfristig mit Energie zu versorgen, ist es ein intelligenter Weg, auf insulinunabhängige Lieferanten wie z. B. Ketone (siehe Kap. 5.1.2 Fette für unser „Gehirnschmalz") bzw. Zuckerarten mit einem niedrigen Glykämischen Index wie z. B. Galaktose, Isomaltulose oder Kokosblütenzucker zurückzugreifen. Es gibt inzwischen einige wenige Anbieter von Nahrungsergänzung und „Gesundheits-

Nahrungsmitteln", die Schokoriegel oder Energiegetränke mit diesen Zuckerarten herstellen. Trotzdem sei an dieser Stelle ausdrücklich betont, dass auch diese Zuckerarten nur in geringen Maßen konsumiert werden sollten, auch wenn sie gegenüber Haushaltszucker (Saccharose) Vorteile haben. Künstliche Süßstoffe wie z. B. Aspartam, Cyclamat und Saccharin sind unbedingt zu meiden, da sie den Insulinhaushalt irritieren und im dringenden Verdacht stehen, zahlreiche ernstzunehmende Krankheiten auslösen zu können.

→ *Kohlenhydrate sind nicht per se schlecht, auch wenn der moderne „Low Carb"-Diät-Trend dieses vermuten lässt.*

→ *In Zeiten starker Stressbelastung erhöht sich der Energiebedarf des Gehirns. „Füttern" Sie es mit Ketonen (Kokosöl), Nüssen, mineral- und ballaststoffreichem Obst, Gemüse, Hülsenfrüchten, Vollkornprodukten und geringen Mengen Honig und Trockenobst.*

→ *Vermeiden Sie industriell verarbeitete Süßspeisen und Haushaltszucker und ersetzen Sie sie durch Stevia oder Agavendicksaft (nicht bei Fruktoseunverträglichkeit). In geringen Maßen sind auch Galaktose, Isomaltulose, Kokosblütenzucker, Xylit (Birkenzucker) oder Erythritol erlaubt. Süßen Sie insgesamt sehr sparsam!*

Von der Theorie in die Praxis!

Rezept für ein schnelles Powerfrühstück mit guten Kohlenhydraten für 1 Person

„Hafer-Amaranth-Trunk mit Banane"

Zubereitungszeit ca. 4 min

2 EL Haferflocken
2 EL Amaranth gepufft
1 Banane, evtl. 1-2 Trockenfrüchte (z. B. Feigen)
200 ml Hafer- oder Reisdrink (Reformhaus)

Alle Zutaten in den Mixer geben und 15 Sek. auf höchster Stufe mixen. Alternativ mit dem „Zauberstab" zerkleinern. Schmeckt gut und gibt Power für einen guten Start in den Tag!

Guten Appetit!

5.2 Mikronährstoffe

5.2.1 Mineralstoffe: die Grundlage unserer Gesundheit

„Man kann jede Krankheit, jedes Leiden auf einen Mineralstoffmangel zurückführen."

Dr. Linus Pauling, zweimaliger Nobelpreisträger, Begründer der „Orthomolekularen Medizin"

Der menschliche Körper setzt sich aus 84 Elementen zusammen, die er täglich in unterschiedlichen Mengen aus der Nahrung sowie aus der Luft aufnehmen muss. Wir unterscheiden zwischen Makromineralien (tgl. Bedarf > 100 mg), Mikromineralien (tgl. Bedarf zwischen 1 mg und 100 mg) und Spurenelementen (tgl. Bedarf < 1 mg). Sie sind essentiell für alle Stoffwechselprozesse sowie einen ausgeglichenen Säure-Basen-Haushalt unseres Körpers.

Generell gilt: Je süßer, aromatischer und duftender sich Obst und Gemüse präsentieren, umso mineralreicher sind sie. Nur mineralreiche Früchte können Zucker produzieren!

In den folgenden Tabellen werden die wichtigsten Mineralstoffe und Spurenelemente und ihre bedeutendsten natürlichen Lieferanten beschrieben, die gerade bei stressgeplagten Menschen eine entscheidende Rolle spielen. Besonders möchte ich Ihnen bei der Lektüre die Sparten der Funktionen und Mangelerscheinungen ans Herz legen. Hier wird offensichtlich, dass ein Mineralstoffmangel jede Art von Krankheiten auslösen kann, vor allem, wenn man berücksichtigt, dass die Elemente sich gegenseitig brauchen und in ihrer Funktion unterstützen. Sie müssen nicht jedes einzelne hier aufgeführte Mineral studieren! Ziehen Sie bitte jedoch zumindest den Schluss daraus, dass es wichtig ist, mit der täglichen Ernährung immer alle Mineralstoffe und Spurenelemente aufzunehmen, um alle biologischen Vorgänge in unserem Körper in Funktion und Balance zu halten.

> → *Wir benötigen täglich alle Mineralstoffe und Spurenelemente, um die biologischen Vorgänge in unserem Körper in Funktion zu halten.*

Makromineralien

Mineral	Kalium (tgl. Bedarf ca. 2 g)	Natrium (tgl. Bedarf ca. 5-6 g)	Kalzium (tgl. Bedarf ca. 1000 mg)
Funktion	wichtig für die Reizbildung und Weiterleitung von Nervenimpulsen sowie für die Muskelkontraktion und -entspannung, besonders im Herzmuskel; wichtiges Coenzym	reguliert den Wasserhaushalt; wichtig für die Reizbildung und Weiterleitung von Nervenimpulsen sowie für die Muskelkontraktion und -entspannung; Produktion von Salzsäure im Magen; Stress lässt sehr viel Natrium in die Zelle fließen	wichtig für Knochen und Zähne; entscheidend für die Erregbarkeit von Muskeln durch ankommende Nervenimpulse; Blutgerinnung; Coenzym in der zellulären Kommunikation sowie Aktivierung von Hormonen und Enzymen
Mangelerscheinung	Müdigkeit, Schwindel, Muskelschwäche, Herzrhythmusstörungen, Verdauungsstörungen	Muskelschwäche, Austrocknung, wenig Magensaft	Muskelkrämpfe, Kribbeln usw., Osteoporose, Zahnfleisch- und Nasenbluten, Psychische Unruhe, Übererregbarkeit, Allergien
Lieferant	Bananen, Aprikosen, Datteln, Avokados, Radieschen, Tomaten, Rote Bete, Pastinaken, Grünes Blattgemüse, Kartoffeln, Hülsenfrüchte, Vollkornreis, Nüsse, Mandeln, Sonnenblumenkerne, Fleisch und Fisch	Himalaya-Kristallsalz und Meersalz (bieten weit mehr Mineralien als nur NaCl), Sellerie, Rote Bete, Karotten, Romana, Spargel. Kochsalz ist aufgrund der Rieselhilfen keine gute Quelle	Sesamkeimlinge, Luzernengrün, Lithothamniumalge, grünes Blattgemüse, Kohl, Sojabohnen, Amaranth, Nüsse, Mandeln, gesäuerte Milchprodukte
Räuber	Durchfall und Erbrechen	Starkes Schwitzen, Durchfall	Kaffee, Cola, Wurst, Phytinsäure in Vollkorngetreide, Zucker, Blutdrucksenkende Mittel

Makromineralien

Mineral	Phosphor (tgl. Bedarf ca. 750 mg)	Magnesium (tgl. Bedarf ca. 400-500 mg)
Funktion	wichtig für Knochen und Zähne, Bestandteil der Erbinformationen, Bestandteil von Adenosintriphospha (ATP) , damit entscheidend für den Energiestoffwechsel, Bestandteil von Phospholipiden und Coenzymen, außerdem wichtig für den Säure-Basen-Ausgleich	Reguliert die Muskelent-spannung sowie den Ablauf der Nervenreize in der Herzmuskulatur, ist an über 300 Enzymreaktionen beteiligt, wichtig für Energiestoffwechsel und Blutdruckregulation
Mangelerscheinung	verzögertes Wachstum bei Kindern, schlechte Knochen und Zähne, Gewichtsverlust, Müdigkeit, Übersäuerung	Muskelkrämpfe und -zuckungen, Bluthochdruck, Herzrhythmusstörungen, Übererregbarkeit, Schlaf- und Konzentrationsstörungen
Lieferant	Milchprodukte, Fleisch, Fisch, Getreide, Rote Bete	Soja, dunkelgrünes Blattgemüse, Gerste, Reis, Weizenkeime, Hülsenfrüchte, Amaranth, Hafer, Vollkorngetreide, Weizenkeime, Nüsse, Mandeln, Sonnenblumenkerne, Sesam, Birnen, Fleisch und Fisch
Räuber	Stress	Stress, Muskelanspannung

59

Mikromineralien

Mineral	Kupfer (tgl. Bedarf ca. 1,5-5 mg)	Zink (tgl. Bedarf ca. 15-50 mg)	Eisen (tgl. Bedarf ca. 15-30 mg)
Funktion	bedeutend für das Nervensystem, da es an der Bildung der Myelinschicht um die Nervenfasern beteiligt ist; wichtig für Pigment-Stoffwechsel und Bindegewebe, Coenzym für mindestens 16 Enzyme, hilft bei Hämoglobin- und Hormonbildung	Wichtig für Immunabwehr und Schwermetallentgiftung, Bestandteil bzw. Coenzym für mindestens 300 verschiedene Enzyme, außerdem essentiell für die Bildung verschiedener Hormone (Sexual-, Wachstums-, Schilddrüsenhormone, Insulin und Prostaglandine)	wichtig für die Hämoglobinbildung und damit für den Sauerstofftransport im Blut, als Coenzym bedeutend für zahlreiche Stoffwechselprozesse
Zusammenarbeit	braucht Vitamin C! Gegenspieler: Zink!	Gegenspieler: Kupfer; daher isoliertes Zink immer im Abstand von ½ h zum Essen oder zu anderen Nahrungsergänzungen nehmen!	wird zusammen mit Vitamin C siebenmal besser resorbiert!
Mangelerscheinungen	Schlafstörungen, entzündliche Bindegewebskrankheiten (z. B. Arthritis), Blutarmut, Haut- und Haarpigmentstörungen	Fruchtbarkeitsstörungen, Infektanfälligkeit, schlechte Wundheilung, Hauterkrankungen, Haarausfall, Diabetes, Depressionen, Apathie, Psychosen, Magersucht	Blässe, Konzentrationsstörung, Vergesslichkeit, Infektanfälligkeit, Müdigkeit, Antriebslosigkeit
Lieferanten	Melasse-Trunk (s. u.), Artischockensaft, Rote Bete, Schwarzwurzel, Kakao, Schokolade, Hülsenfrüchte, Buchweizen, Nüsse, Mandeln, Sonnenblumenkerne, Weizenkeime, Fleisch (bes. Leber)	Melasse-Trunk (s.u.), Weizenkeime, Haferflocken, Kakao, Sesam, Weißkohl, Fleisch, Kabeljau, Eier, Kürbiskerne, Sonnenblumenkerne, Blütenpollen	Melasse-Trunk (s.u.), Sesam, Hülsenfrüchte, Feigen, Aprikosen, Sojamehl, Hirse, Roggen, Haferflocken, Amaranth, Weizenkeime, dunkelgrünes und dunkelrotes Gemüse, rotes Fleisch
Räuber		Gerbsäuren in Tee und Kaffee, Phytinsäuren in Vollkorngetreide und Nüssen (siehe Kap.5.1.1 Eiweiß nicht nur für die Muskeln), Pyrrolurie-Erkrankung (5% der Bevölkerung)	Gerbsäuren in Tee und Kaffee, Phytinsäuren in Vollkorngetreide und Nüssen (siehe Kap. 5.1.1 Eiweiß nicht nur für die Muskeln)

Spurenelemente

Spurenelement	Selen (tgl. Bedarf ca. 50-200 µg)	Molybdän (tgl. Bedarf ca. 75-250 µg)	Jod (tgl. Bedarf ca. 200 µg)
Funktion	sehr wichtiges Antioxidans, hilft bei der Schwermetallentgiftung, Schutz der Zellen vor Strahlung (auch Sonnenstrahlung), vorbeugend gegen Krebs	wichtig für die Elektronenübertragung bestimmter Enzyme, Transport und Vorrat von Eisen, Harnsäurebildung und Entgiftung, besonders in der Leber	lebenswichtig zur Bildung der Schilddrüsenhormone T3 und T4, die wiederum alle Zellaktivitäten beeinflussen, außerdem wichtiger Radikalfänger
Mangelerscheinungen	Immunschwäche, Muskelschwäche, Unfruchtbarkeit, Veränderung der Haarstruktur und -farbe, rheumatische Beschwerden, Schilddrüsenunterfunktion, Arteriosklerose	Müdigkeit, Fruchtbarkeitsstörungen, Karies, Sulfitallergien, Nierensteine, niedriger Harnsäurespiegel	Schilddrüsenhormonmangel mit Kropfbildung, Verstopfung, Antriebslosigkeit, Müdigkeit. Bei Burnout sollte immer die Funktion der Schilddrüse überprüft werden!
Lieferanten	Abhängig von Bodenqualität: Eigelb, Fleisch, Fisch, Meersfrüchte, Knoblauch, weiße Bohnen, Spargel, Pilze, Bierhefe, Weizenkeime, Naturreis, Kokosnuss, Paranuss, Samen	Melasse-Trunk, Sojamehl, Reis, Hafer, Bierhefe, Weizenkeime, Blütenpollen, Kohl, Spinat, grüne Bohnen, Hülsenfrüchte	Meeresfische, Kelpalgen, Knoblauch, Brunnenkresse; Vorsicht vor synthetischem Jod, das z. B. Speisesalz zugesetzt wird, wird in fast allen verarbeiteten Lebensmitteln und auch in der häuslichen Küche verwendet und ist gefährlich für Menschen mit Schilddrüsenüberfunktion!

61

Spurenelemente

Spurenelement	Bor (tgl. Bedarf ca. 3 µg)	Kobalt (tgl. Bedarf ca. 3 µg)	Chrom (tgl. Bedarf ca. 60-200 µg)
Funktion	wichtig für den Erhalt von Knochen und Geschlechtshormonen, Erhöhung der elektrischen Aktivität des Gehirns, damit wichtig für Aufmerksamkeit und Reaktionsgeschwindigkeit	zentraler Bestandteil von Vit. B12, wichtig für Zellbildung	Bestandteil der Insulinrezeptoren, damit essentiell für Blutzuckerregulation, Enzymstimulans für Fettsäurebiosynthese
Mangelerschei-nungen	Osteoporose, Fruchtbarkeitsstörungen, Konzentrationsmängel	Anämie, Taubheit und Brennen an Händen und Füßen, verminderte Sehkraft, raue Zunge, Psychische Symptome wie Schlaflosigkeit, Depression, Gereiztheit, Psychosen, Aggressivität	Blutzuckerschwankungen verbunden mit Müdigkeit und Antriebslosigkeit, ungünstiges Verhältnis von HDL und LDL, Immunschwäche
Lieferanten	Pflaumen, Birnen, Äpfel, Datteln, Trauben, Hühnersuppe, Rotwein, Soja, Tomaten, Zitrusfrüchte, Avocado, Mandeln, Nüsse, Rosinen	Rote Bete Blätter, Hafer, Gerste, Weizen, Roggen, Spirulina-Algen, Sauerkraut, Walnüsse, Kohl, Kartoffeln, Blütenpollen, Pilze, Geflügel	Melasse-Trunk, Weizenkeime, Vollkornbrot, Bierhefe, Hühnerfleisch, Linsen, Thymian und Bohnenkraut

Von der Theorie in die Praxis!

Rezept: Mineralreicher Powerkick „Melassetrunk"
Zubereitungszeit: ca. 2 min

1-2 Teel. Zuckerrohrmelasse aus dem Reformhaus/Bioladen auf 1 große Tasse heißes Wasser + Saft von ½ Zitrone.

Dieser Trunk liefert Ihnen mehr Energie und Mineralien als jeder Schokoriegel oder Fitness-Drink. Er ist belebend für Gehirn und Körper und ist außerdem ein sehr geeignetes Sportgetränk. Ich selbst trinke ihn z. B. abends, wenn mich mein Schreibtisch noch nicht freigibt, meine Konzentration aber nachlässt. Danach kann ich trotzdem schlafen!

5.2.2 Vitamine: Werkzeuge und Schutzstoffe

Vitamine sind Verbindungen, die für alle Stoffwechselprozesse notwendig sind. Sie wirken als Coenzyme, Antioxidantien, Replikatoren der DNA sowie als Bestandteile der Informationsweiterleitung im Körper. Die Vitamine E, D, K und A sind fettlöslich, die Vitamine B und C sind wasserlöslich. Der Organismus muss zu jeder Zeit ausreichend mit allen Vitaminen versorgt sein, um leistungsfähig zu bleiben. In der folgenden Tabelle werden die wichtigsten Funktionen und Quellen der Vitamine aufgeführt. Wie bei den Mineralien ist die tägliche Versorgung mit allen Vitaminen, eingebettet in natürliche ursprüngliche Lebensmittel, notwendig. Schauen Sie sich die Tabelle an, ohne sie zu „studieren", und schenken Sie dabei den Sparten der Funktionen und Mangelerscheinungen besondere Beachtung.

63

> → *Wir benötigen täglich alle Vitamine aus frischen natürlichen Lebensmitteln.*

Vitamine

Vitamin	Vitamin A (tgl. Bedarf ca. 1-2 mg), β-Carotin (=Provitamin A) (tgl. Bedarf ca. 6-15 mg)	Vitamin C (tgl. Bedarf je nach Literaturquelle 100 – 2000 mg)	Vitamin D3 (tgl. Bedarf je nach Literaturquelle bis ca. 40 µg, als Stoßtherapie bis zu 250 µg),
Funktion	Bestandteil der Sehpigmente, wichtig für Haut und Schleimhäute, Körperwachstum, als Bestandteil der Zellwand wichtiges Antioxidans, Testosteronbildner	wichtigstes wasserlösliches Antioxidans, beteiligt an der Produktion der Schilddrüsenhormone sowie Adrenalin und Noradrenalin, ebenso beteiligt an der Kollagenproduktion, wichtig für Cholesterinabbau und Entgiftung	fördert Kalziumaufnahme, unentbehrlich für die Funktion der Killerzellen und damit für das Immunsystem
Zusammenarbeit	bessere Aufnahme zusammen mit Fett, braucht Magnesium und Zink	schützt Vit. E und Folsäure, unterstützt Eisen bei Resorption und Kupfer bei Umwandlung, stellt zusammen mit Vit B6 und Niacin Carnitin her, welches für den Fettabbau notwendig ist; braucht sekundäre Pflanzenwirkstoffe, um zu wirken	wird von der Haut bei Sonnenexposition gebildet und in der Leber für weitere Verwendung gespeichert, um dann in der Niere bei Bedarf in aktive Form (Vit. D) umgewandelt zu werden
Mangelerscheinungen	lichtempfindliche, trockene Augen, trockene, schuppige Haut, Wachstumsstörungen, Schleimhauterkrankungen	geschwächtes Immunsystem, Depressionen, Schwäche, Abgespanntheit, Müdigkeit, Veränderung der Persönlichkeit, verminderte Durchblutung, schwaches Bindegewebe	Immunschwächen jeder Art bis hin zu Krebs, Osteoporose
Lieferanten	gelbes Obst und Gemüse (Karotten, Pfirsiche, Aprikosen usw.), Blätter von grünem Gemüse (Grünkohl, Wirsing, Spinat usw.) Joghurt, Eigelb, Fisch, Lebertran	Hagebutten, Sanddorn, Holunder, Acerola-Kirsche, Zitrusfrüchte, Erdbeeren, Papaya, Kiwi, Paprika, Tomaten, Petersilie, versch. Kohlsorten, Brennessel, Bärenklau, Blattsalate	Sonnenlicht regt Produktion in der Haut an; Lebertran, Steinpilze, Bockshornkleesamen, Kresse, Luzerne, Kichererbsen, Sonnenblumenkerne, Forelle, Lachs

64

Vitamine

Vitamin	Vitamin E (tgl. Bedarf je nach Literaturquelle bis ca. 200 mg)	Vitamin K (tgl. Bedarf ca. 80-150 µg)	Vitamin B1 (Thiamin) (tgl. Bedarf je nach Literaturquelle 1,5 mg – 25 mg)
Funktion	eines der wichtigsten Antioxidantien, Blutverdünnung, „Fruchtbarkeitsvitamin"	notwendig für Blutgerinnung und Knochenstoffwechsel	lebenswichtiges Coenzym für Energieproduktion, wirkt gegen Übersäuerung, Bestandteil der Nervenstränge und damit wichtig für die Übermittlung von Nervenimpulsen, wichtig für den Stoffwechsel von Serotonin und Acetylcholin.
Zusammenarbeit	damit es bei seiner antioxidativen Arbeit nicht selbst zum Radikal wird, kann es durch Vit. C, Gluthation oder Liponsäure „recykelt" werden		Braucht für seine aktive Form Magnesium und Phosphor
Mangelerscheinungen	Immunschwächen jeder Art bis hin zu Krebs, Arteriosklerose, Rheuma, Aging, Nervenerkrankungen, Grauer Star	Blutgerinnungsstörungen, Osteoporose	Anämie, Reizbarkeit, Depression, Veränderung der Persönlichkeit, Lern- und Gedächtnisstörungen, Verwirrungszustände, Schwäche, Herzrhythmusstörungen
Lieferanten	ausschließlich pflanzliche Quellen wie Weizenkeime, pflanzliche Öle, Blütenpollen, Nüsse und Saaten	dunkelgrüne Blattgemüse, Brokkoli, Kopfsalat, Löwenzahn, Petersilie, etc.	Bierhefe, Vollkornprodukte, Weizenkeime, Sonnenblumenkerne, Amaranth, Haferflocken, Artischocken, Topinambur, Spirulina, Joghurt, Kefir, Saaten
Räuber	oxidativer Stress (Leistungssport, Rauchen, nervliche Belastung)		

65

Vitamine

Vitamin	Vitamin B2 (Riboflavin) (tgl. Bedarf je nach Literaturquelle 1,7 – 50 mg)	Vitamin B3 (Niacin) (tgl. Bedarf ca. 18 mg)	Vitamin B5 (Pantothensäure) (tgl. Bedarf ca. 6	Biotin (tgl. Bedarf ca. 100 µg)
Funktion	lebenswichtiges Coenzym für Energieproduktion, wirkt in den Zellen antioxidativ	Antioxidans besonders in der Leber, zusammen mit Chrom wichtig für Blutzuckerregulation und Zellstoffwechsel (notwendig für die Funktion von über 200 Enzymen), wichtig für Generneuerung und -reparatur sowie für den Fett- und Cholesterin Stoffwechsel	Teil des Coenzyms A, das eine zentrale Rolle im Energiestoffwechsel beim Abbau von Kohlehydraten und Fetten spielt	unerlässlicher Bestandteil vieler Enzyme, wichtig für Fettsäurestoffwechsel sowie für die Synthese von Glucose und DNA
Zusammen-arbeit	wichtig für die Aktivierung von Vit B6 und die Umwandlung von Vit B3 aus Tryptophan, daher tauchen Mangelerscheinungen i. d. R. in Kombination mit anderen B-Vitaminen auf	Chrom		
Mangeler-scheinungen	blutunterlaufene Augen, Gefäßreiser, eingerissene Mundwinkel und Lippen, Zunge glatt, violett gefärbt und schmerzend, Lustlosigkeit, Depression, Persönlichkeitsveränderung, Bindehautentzündung, Augentränen, Haarausfall, Gliederzittern, Schwindel	Arteriosklerose, Arthritis, Diabetes, Prämenstruelles Syndrom (PMS), Kopfschmerzen, Psychische Störungen, Depressionen, kalte Hände und Füße	Anämie, Depression, Immunschwäche, Schlaflosigkeit, Taubheit und Brennen in den Unterschenkeln, Akne	Haarausfall, verminderte Zellneubildung, Muskelschmerzen, schuppige, gerötete Haut, besonders um Mund und Nase
Lieferanten	Bierhefe, Weizenkeime, Sonnenblumenkerne, Nüsse, Mandeln, Sesam, Milchprodukte, Spirulina, Spinat	Bierhefe, Spirulina, Huhn	Bierhefe, Naturreis, Brokkoli, Ziegenmilchpulver	Sojabohnen (aber: Vorsicht vor Genmanipulation!), Bierhefe, Blütenpollen, Haferflocken, Champignons, Hühnerei, Avocado

66

Vitamine

	Vitamin B6 (Pyridoxin) (tgl. Bedarf ca. 1,8 mg)	Vitamin B12 (Cobalamin) (tgl. Bedarf ca. 3 µg)	Folsäure (tgl. Bedarf ca. 400-800 µg)
Vitamin			
Funktion	notwendig für die Bildung von Niacin aus Tryptophan, Um-wandlung von Protein- und Kohlehydratspeichern, wichtig für die Synthese von Fetten, welche die Myelinschicht der Nerven bilden, zentrale Rolle im Aminosäure- und Proteinstoffwechsel	zusammen mit Folsäure notwendig für Zellaufbau, ebenso für die Bildung der Myelinschicht der Nervenstränge, Abbau von Homocystein	Abbau von Homocystein, Aufbau der DNA, wichtig für den Nervenstoffwechsel und die Synthese von Neurotransmittern
Zusammen-arbeit		aktiviert Folsäure, zentraler Bestandteil ist Kobalt	wird von Vit. B12 aktiviert
Mangel-erscheinungen	Anämie, Risse der Mundwinkel, gerötete und schuppige Flecken auf der Haut, Immunschwäche, glatte violette und schmerzende Zunge, Brennen und Kribbeln in Händen und Füßen, Kapaltunnel-Syndrom, PMS, Schlaflosigkeit, Depressionen, Krämpfe, Verwirrung, Kopfschmerzen, Reizbarkeit, Angstzustände	Anämie, Taubheit und Brennen an Händen und Füßen, verminderte Sehkraft, raue Zunge, psychische Symptome wie Schlaflosigkeit, Depression, Gereiztheit, Psychosen, Aggressivität	Anämie, Müdigkeit, Schwäche, Haarausfall, Depressionen, Schleimhautreizungen, Durchfall, Immunschwäche, Wachstumsstörungen
Lieferanten	Bananen, Kartoffeln, Linsen, Bierhefe, Forelle, Spinat	Miesmuscheln (aber: Vorsicht vor Schwermetallen!), Lachs, Rindfleisch, Hühnerei, Vollmilch, Sauerkraut, Spirulina	Bierhefe, Hülsenfrüchte, Fenchel, Brokkoli, Rote Bete, Rosenkohl, Weizenkeime, Weißkohl, Spinat, Nüsse, Roggenvollkorn, Hühnerei
Räuber	Pyrrolurie-Erkrankung (5% der Bevölkerung)	Stress , erschwerte Aufnahme durch Säure-blocker, Antibiotika, Anti-diabetika, Antiphlogistika, Östrogene, Lipidsenker	erschwerte Aufnahme durch Alkohol, Acetylsalicylsäure (Aspirin, ASS), einige Rheuma- und Krebsmittel, Barbiturate, Methotrexat, Anti-Baby-Pille, Diuretika, Lipidsenker

Von der Theorie in die Praxis!

Rezept für eine sommerliche „Vitaminbombe" als erstes oder zweites Frühstück oder als Nachmittagssnack!

Zubereitungszeit ca. 5 min

Reife Bananen, süße Äpfel, saftige Pfirsiche, weiche Aprikosen, süße Kirschen, rote Nektarinen, gern auch weiteres süßes oder neutrales Obst der Saison waschen, in mundgerechte Stücke schneiden und genießen!

Alternativ als Smoothie: Die Früchte in einen Mixer geben, nach Belieben mit reinem stillen Quellwasser auffüllen und 10 sek. mixen. Gerade für Allergiker wird das Obst auf diese Weise besser verträglich.

Guten Appetit!

5.2.3 Sekundäre Pflanzenwirkstoffe: kleine Geheimwaffen mit großer Schlagkraft!

Sekundäre Pflanzenwirkstoffe sind Verbindungen, die von den Pflanzen zum Schutz vor Insektenfraß, Pilzbefall oder Sonnenbrand gebildet werden. Sie befinden sich oft in den farbgebenden Schichten der Früchte und Blätter und sind für den menschlichen Organismus aufgrund ihrer antioxidativen und immunstärkenden Wirkung von unschätzbarem Wert. Die folgende Tabelle zeigt die wichtigsten Gruppen:

Sekundäre Pflanzenwirkstoffe

Sek. Pflanzenwirkstoff	Funktion	Lieferanten
1. Polyphenole		
Anthocyane	Antioxidantien, Entzündungshemmer	Heidelbeeren, Açaí-Beere, Aronia, Kirschen, blaue Trauben, Cranberries, Rote Bete, Rotkohl und andere dunkelrote Früchte/Gemüsesorten
Isoflavonoide, Lignane	Phytoöstrogene (wirken ähnlich wie Sexualhormone)	Sojabohnen, Getreide, Hülsenfrüchte, Leinsamen, etc.
Curcumin	fördert den Gallenfluss, wirkt antienzündlich, Schutz vor Krebs und Morbus Alzheimer, stärkt das Immunsystem	Kurkuma
Flavonole	schützen Bauchspeicheldrüse und Herz-Kreislauf-System	Zwiebel, Äpfel, Rotwein, Kakao, Bohnen, Erdbeeren, etc.
2. Terpene		
Carotinoide (gehört zu den Terpenen)	Antioxidantien, Schutz für die Augen	dunkelgrünes, rotes und gelbes Gemüse wie z. B. Möhren, Spinat, Kürbis, Aprikosen, Paprika, Orangen, Tomaten, Mais, etc.
Saponine	cholesterinsenkend	Hülsenfrüchte, Spinat, Mais, Alfalfa
3. Indole, Glukosinolate		
Glucosinolate	Schutz vor Infektionen, antibakteriell, antientzündlich, hilfreich bei Atemwegserkrankungen, Schutz vor Krebs	Kohl, Rettich, Senf, Kresse, Rucola
4. Organosulfide		
Sulfide	blutverdünnend, senken den Blutfettspiegel und beugen Arteriosklerose vor, wirken antibakteriell	Alliumgewächse wie Knoblauch, Zwiebeln, Lauch
Dithiolthione	Schutz vor Krebs	Kohl, besonders Brokkoli
5. Phytosterine	cholesterinsenkend	Sesam, Sonnenblumenkerne, Nüsse, Weizenkeime, Sojabohnen, Kürbiskerne

Von der Theorie in die Praxis!

Rezept „Augen-Wachmacher-Trunk"

Zubereitungszeit: ca. 6 min

4-5 Möhren
1 EL kalt gepresstes Leinöl oder Weizenkeimöl
1 Prise - ½ TL Bio-Kurkuma
1 Prise schwarzer Pfeffer, frisch gemahlen

Möhren entsaften, Leinöl, Kurkuma und Pfeffer einrühren. Frisch trinken!
Wenn Sie z. B. durch viel Computer-Arbeit Probleme mit den Augen haben, verwenden Sie ½ TL Kurkuma und trinken Sie täglich ein Glas!

5.3 Nahrungsergänzung: bitte nur aus der Natur!

Trotz voller Regale in den so genannten „Lebensmittel"-Geschäften leidet der Großteil unserer Gesellschaft an Mangelernährung! Die bereits erwähnte Minderqualität der Zutaten, ihre Komposition, Verarbeitung, Verpackung und letztendlich die Auswahl durch den Konsumenten führen dazu, dass es uns vor allem an den lebensnotwendigen Mikronährstoffen mangelt, die unsere Leistungsfähigkeit gewährleisten.

Die Lösung dieses Problems scheint nicht weit entfernt, denn geschäftstüchtige Pharmafirmen und andere Anbieter von Nahrungsergänzungen wittern das Milliardengeschäft und winken mit viel versprechenden Präparaten, die aber meist einer genaueren Prüfung nicht standhalten. Die im Folgenden skizzierten Zusammenhänge sind leider auch nur den wenigsten Therapeuten bekannt: So werden Monopräparate mit nur wenigen isolierten Wirkstoffen angeboten. Diese sind meist synthetisch hergestellt und mit chemischen Hilfs-, Füll- und Konservierungsstoffen versetzt, oftmals in Kapseln aus Schweinegelatine gefüllt. Synthetische Vitamine und Mineralien entsprechen aber in ihrer räumlichen Struktur nicht dem Original! Das bedeutet, der menschliche Organismus kann sie nicht korrekt einbauen, muss sie sogar schlimmstenfalls aufwändig entgiften! Hinzu kommt, dass diese im Chemielabor produzierten Substanzen nicht über die Lichtenergie verfügen, die natürlich gewachsene pflanzliche Stoffe enthalten. Ihnen gegenüber sind sie sozusagen „tote Materie". Spätestens seit den Forschungen des deutschen Bio-Physikers Prof. Dr. Fritz-Albert Popp wissen wir aber, dass gerade diese Lichtenergie (Biophotonen) in „lebendiger" Nahrung mit unseren Körperzellen in Resonanz tritt und daraufhin die zugeführten Substanzen „geordnet" ihrer Bestimmung zugeführt werden. Das bedeutet, sie sind „bioverfügbar". Je frischer, natürlicher und weniger verarbeitet ein Lebensmittel ist, umso mehr Lichtenergie kann es abgeben.

Doch auch natürlich gewachsene Vitamine, die man aus ihrem natürlichen Zusammenhang isoliert hat, können an Wirksamkeit verlieren oder sogar Schaden anrichten: So ist z. B. ein natürliches Vitamin C ohne das Zusammenspiel mit sekundären Pflanzenwirkstoffen wenig wirksam. Obwohl dieser Zusammenhang seit den 30er Jahren durch die Forschungen des Nobelpreisträgers Dr. Szent-Györgi bekannt ist, werden heute immer noch Schmerztabletten mit isoliertem Vitamin C angeboten. Ein deutscher

Discounter verkauft ein natürliches Vitamin E-Präparat „zur Leistungssteigerung". Dieses Präparat enthält das natürliche Alpha-Tocopherol, ein Bestandteil des E-Vitamins. Was aber weder auf der Packung noch in der Packungsbeilage steht, ist, dass eine dauerhafte Einnahme von isoliertem Alpha-Tocopherol durch die einseitige Besetzung von körpereigenen Transportsubstanzen langfristig zu einem Mangel aller weiteren Tocopherole und Tocotrienole führen kann, die natürlicherweise im Vitamin E enthalten sind. Auf lange Sicht kann dies verheerende Folgen für Ihre Gesundheit haben. Ein weiteres, gerade im Zusammenhang mit Burnout wichtiges Beispiel ist Vitamin B. Aus den obigen Ausführungen zu den B-Vitaminen (siehe Kap. 5.2.2 Vitamine: Werkzeuge und Schutzstoffe) ist ersichtlich, dass die verschiedenen B-Vitamine sich gegenseitig „brauchen", um wirken zu können. Nur dort, wo sie im natürlichen Verbund z. B. in einer Pflanze zusammen gewachsen sind, haben sie auch den höchsten Wirkungsgrad auf unseren Organismus.

Es gibt leider sehr wenige Hersteller natürlicher Nahrungsergänzung, die diese Zusammenhänge erkennen und berücksichtigen. Noch geringer ist die Anzahl derer, die darüber hinaus ihre Zutaten aus biologischem Anbau beziehen, um eine weitere Belastung des Konsumenten und der Umwelt zu vermeiden. Auch die schonende Verarbeitung und Verpackung ist ein aufwändiger Schritt, der aus Kostengründen oft vernachlässigt wird, zu Lasten der Wirkeffizienz. Auf diese Aspekte zu achten und einen eventuell höheren Preis zu zahlen, lohnt sich auf jeden Fall! Suchen Sie sich einen Therapeuten, der mit solchen Produkten arbeitet! (Bezugsquellen finden Sie auch unter www.nutrigenius.de)

> → Achten Sie bei Nahrungsergänzung auf natürliche Herkunft! Meiden Sie isolierte oder synthetische Vitamine oder Mittel mit chemischen Füllstoffen! Organische Mineralien pflanzlicher Herkunft sind anorganischen Mineralien überlegen!

Adaptogene

Es gibt eine ausgewählte Gruppe von Heilkräutern, die sich als sogenannte „Adaptogene" in der Burnout-Behandlung, aber auch im Leistungssport, einen Namen gemacht haben, und als Nahrungsergänzung angeboten werden. Abgeleitet vom lateinischen Wort „adaptare = anpassen, verändern", sorgen diese Kräuter für eine leichtere Anpassung an Stresssituationen. Im Gegensatz zu herkömmlichen Beruhigungsmitteln wirken Adaptogene beruhigend und konzentrationsfördernd zugleich. (Anmerkung der Autorin: Übrigens mache ich, während ich – neben meinen ganzen anderen Verpflichtungen - dieses Buch schreibe, selbst regen Gebrauch davon!) Die Bekanntesten unter ihnen sind in der folgenden Tabelle aufgeführt.

73

> → Adaptogene fördern die Gehirnleistung und unterstützen die Stressresistenz!

Adaptogene

Adaptogen	Wirkung
Ashwagandha	indischer Name: „8 Pferde", deutsche Bezeichnung: „Schlafbeere", bezeichnend für die zweifache Wirkung: Energie und Beruhigung
sibirischer und koreanischer Ginseng	hilft gegen Antriebsschwäche und Energiemangel
Rosenwurz	erhöht die Stresstoleranz und die Leistungsfähigkeit unter Belastung
Schisandrabeere	erhöht den Energiepegel, baut Stress und Ängste ab
Gotu Cola	hervorragend für Stressbewältigung
Rosmarin	angstlösend
Brahmi	nervenstärkend und intellektuell stimulierend
Johanniskraut	Nerventonikum, bitte nur im Winter verwenden wg. Gefahr von Pigmentstörungen!

6 Der ideale („Ernährungs"-)Tag

6.1 Entscheidend ist, was ankommt!

Um den Organismus mit allen lebenswichtigen Vitalstoffen zu versorgen und die Speicher zu füllen, bedarf es einer intelligenten Kombination von Lebensmitteln und ggf. Nahrungsergänzungen.

Entscheidend ist dabei nicht nur, was man isst, sondern was davon auch tatsächlich verdaut wird und damit dem Organismus zur Verfügung steht. Für eine optimale Verdauung der zugeführten Nährstoffe hat sich das Prinzip der Trennkost bewährt: Kohlenhydrate und Eiweiße werden voneinander getrennt, können aber jeweils mit Gemüse und Salat kombiniert werden. Dabei gelten folgende Ausnahmen: Parboiled und Basmati Reis können aufgrund ihrer sehr guten Verdaulichkeit mit Eiweißprodukten kombiniert werden. Kartoffeln zählen (obwohl eigentlich Gemüse) zu den Kohlenhydraten.

75

Süßes und neutrales Obst wird, wenn es roh ist, nicht mit anderen Lebensmitteln zusammen gegessen. Ausnahmen: Bananen passen zu Kohlenhydraten. Gedünstetes Obst lässt sich eher mit Kohlenhydraten kombinieren. Saures Obst kann (und sollte) eine Eiweißmahlzeit zur besseren enzymatischen Aufspaltung ergänzen.

Entgegen der landläufigen Meinung ist es hinsichtlich der Verdauungsleistung besser, mittags eine Eiweißmahlzeit zu sich zu nehmen und abends eine Kohlenhydratmahlzeit, danach lässt sich meist auch besser schlafen. Wenn man allerdings Gewicht reduzieren möchte, kann man die Reihenfolge tauschen.

So könnte ein idealer Tages-Essens-Plan aussehen:

Frühstück

Getreidebrei mit Saaten, evtl. Banane oder gedünstetem Obst
oder
Obstfrühstück aus verschiedenen süßen und/oder neutralen Früchten
oder
Naturjoghurt mit sauren Früchten oder Rohkost

Zwischenmahlzeit

Ein Stück Obst oder Joghurt mit sauren Früchten (je nach
Zusammensetzung des ersten Frühstücks hier Abwechslung
hineinbringen)

Mittagessen: Eiweiß-Mahlzeit

Fisch/Fleisch/Eier/Käse/Hülsenfrüchte/Nüsse
+ Reis
+ Gemüse, Salat, Öl, Keimlinge
+ Zitrone
+ saures Obst

Zwischenmahlzeit

Eine Handvoll Nüsse
oder Studentenfutter
oder ein Schokoladenriegel mit Stevia oder Kokosblütenzucker

Abendessen: Kohlenhydrat-Mahlzeit

Vollkornreis/Nudeln/Getreide/Kartoffeln
+ Gemüse, Salat, Öl
+ Zitrone

6.2 Was wollen wir trinken...?

Zwischen den Mahlzeiten ist stilles Quellwasser oder auch mal ein Kräutertee das Königsgetränk. Bedenken Sie, dass der Körper zu ca. 70% aus Wasser besteht! Viele Beschwerden würden sich allein durch eine ausreichende Wasserversorgung vermeiden lassen. In Ermangelung guten Quellwassers empfehle ich einen qualitativ hochwertigen Wasserionisierer, der Leitungswasser von Chemierückständen befreit und es basisch macht. Dieses Wasser sorgt für den innneren Säure-Basen-Ausgleich, wirkt antioxidativ und unterstützt die Entgiftung. Ganz nebenbei spart man auf Dauer viel Zeit und Geld, da das Einkaufen und Schleppen teurer Mineralwasserkisten entfällt, deren Qualität ohnehin umstritten ist. Auch die Herkunft des Wassers, das von multinationalen Wasserkonzernen angeboten wird, ist mitunter zweifelhaft. Die individuell benötigte Trinkmenge ist von verschiedenen Faktoren wie z. B. Körpergewicht, körperlicher Betätigung, Stress, Außentemperaturen und Wassergehalt des Essens abhängig, sollte aber bei einem Erwachsenen 2l täglich nicht unterschreiten. Um die Magensäfte nicht zu verdünnen, empfiehlt es sich, während des Essens und bis eine halbe Stunde danach kein Wasser zu trinken. Gegen ein Gläschen guten Wein zum Abendessen ist – sofern er vertragen wird – nichts einzuwenden. Männer vertragen meist etwas mehr als Frauen.

Softdrinks sollten die Ausnahme bleiben, ab und zu ein frisch gepresster Obst- oder Gemüsesaft weckt die Lebensgeister (aber: Vorsicht vor Zucker in Obstsaft!).

Bitte reduzieren Sie Ihren Kaffeekonsum, wenn möglich, auf maximal zwei Tassen täglich. Probieren Sie stattdessen doch mal einen Matcha-Tee! Dieses kostbare Kultgetränk der chinesischen und japanischen Aristokratie gilt unter Kennern als der Espresso unter den Tees und hat – im Gegensatz zu Kaffee – eine langanhaltende belebende Wirkung, nebenbei ist er höchst antioxidativ und hat bei regelmäßigem Genuss eine muskelentspannende Wirkung.

> → *Trinken Sie täglich mindestens 2 l frisches stilles Quellwasser oder ionisiertes Wasser!*

6.3   Und noch ein paar Tipps!

Nicht jeder Mensch ist gleich, es gibt individuelle Vorlieben, Abneigungen, Verträglichkeiten und Unverträglichkeiten. Vor diesem Hintergrund sind die folgenden Tipps für die praktische Umsetzung auch nicht alle für Jedermann bindend. Wenn es Ihnen aber gelingt, einen Großteil davon umzusetzen, kommen Sie Ihrem Ziel einer Auffüllung Ihrer Engergiespeicher auf Dauer ein ganzes Stück näher. Seien Sie nicht ungeduldig! Eine Ernährungsumstellung trägt u. U. erst nach vielen Wochen spürbare Früchte. Wenn Sie die Hinweise in meinen obigen Ausführungen beachten und außerdem folgende Tipps befolgen, unterstützen Sie Ihren Organismus maßgeblich.

> → *Um zu Hause bei der Zubereitung frischer Zutaten Zeit zu sparen, lohnt sich die Anschaffung einer hochwertigen Küchenmaschine. Verzichten Sie dafür lieber auf Mikrowelle und Induktionsherd.*
>
> → *Essen Sie täglich eine rohe Zwiebel, wenn's bekommt, und eine frische Bio-Zitrone!*

→ Essen Sie nicht mehr als drei Hauptmahlzeiten und zwei Zwischenmahlzeiten am Tag!

→ Mindestens drei Viertel Ihrer täglichen Kost sollten aus frischem Gemüse und Obst (in dieser Reihenfolge!) bestehen, um den Säure-Basen-Haushalt ins Gleichgewicht zu bringen! Bedienen Sie sich dabei der bunten Vielfalt der Natur und essen Sie jeden Tag von allen Farben etwas! Auch in der Kantine lässt sich täglich etwas finden.

→ Wenn Sie aus Zeitgründen Fast Food essen müssen, dann bevorzugen Sie die asiatische Küche. Dort gibt es immer Reis und Gemüse. Verlangen Sie nach einem glutamatfreien Gericht!

→ Verwenden Sie frische Kräuter wie z. B. Petersilie, Dill, Schnittlauch, Minze usw. und Gewürze wie z. B. Kurkuma, Ingwer, Zimt, Bockshornkleesamen! (auch hier auf Bio-Qualität achten!)

→ Bevorzugen Sie folgende Heiltees: Melisse, Salbei, Baldrian, Passionsblume, Johanniskraut (wegen möglicher Hautreaktionen in Verbindung mit Sonnenlicht bitte nur im Winter!), Rosmarin, Weißdorn, Pfefferminze, Kamille, Quecke, Malve, Brennessel! Aber: pro Sorte nicht mehr als 2 Tassen am Tag, da sonst unerwünschte Nebenwirkungen auftreten können!

→ Sorgen Sie dafür, dass so wenig wie möglich Schadstoffe in Ihren Körper gelangen und entgiften Sie regelmäßig! Es gibt unterschiedliche Entgiftungsmethoden. Fragen Sie Ihren Therapeuten nach einer für Sie geeigneten Maßnahme! Info auch unter www.nutrigenius.de

→ *Essen Sie bewusst in entspannter Atmosphäre und kauen Sie gut!*

→ *Schlafen Sie mindestens 7-8h in der Nacht! Wenn Sie tagsüber müde werden, machen Sie ein kurzes „Powernapping"! Wenn Sie Milch vertragen, können Sie abends zum Einschlafen ein Glas frische Biomilch (siehe Milchprodukte in Kap. 5.1.1 Eiweiße nicht nur für die Muskeln) trinken. Bei Einschlafschwierigkeiten helfen beruhigende Kräuter wie z. B. Melisse, Baldrian und Hopfen.*

→ *Machen Sie regelmäßig entspannende Körper- und Atemübungen an der frischen Luft! Gehen Sie in die Sonne! Nehmen Sie auch kurze Sonnenbäder ohne Lichtschutzfaktor, um Ihren Vitamin-D-Spiegel aufzubauen.*

→ *Denken Sie positiv! Denn sowohl die Macht der negativen als auch der positiven Gedanken auf unser Wohlbefinden ist gewaltig!*

→ *Und seien Sie nicht zu streng mit sich selbst! Der Weg ist das Ziel! Essen soll Spaß machen!*

Von der Theorie in die Praxis!

Ein perfekter Tag voller Energie! Schnelle Rezepte für 4 Personen

Frühstück: Getreidebrei mit gedünstetem Apfel
Zubereitungszeit: ca. 10 min

12 EL Hafer- oder Hirseflocken
1 l Wasser, Reis- oder Haferdrink (Reformhaus)
1 Prise Himalaya-Salz
4 EL gepoppter Amaranth
2 Äpfel
Etwas Ceylon-Zimt

Die Apfel schälen, in Scheiben schneiden und mit etwas Wasser bei niedriger Temperatur dünsten. Die Flocken mit der Flüssigkeit und Salz kurz aufkochen und quellen lassen, zum Schluss Amaranth einrühren. Den Brei in vier Schüsseln füllen und Äpfel darauf verteilen. Mit Zimt würzen.

Zwischenmahlzeit:

Süßes und/oder neutrales Obst gemischt
oder Joghurt mit einer Handvoll Samen (z. B. Kürbiskerne, Leinsamen, Sonnenblumenkerne) und sauren Früchten

Mittagessen:

Vorspeise: Mediterraner Vorspeisensalat

Zubereitungszeit: ca. 15 min

½ Kopf Romanasalat

8 Blätter Radicchio

4 Tomaten

½ Salatgurke

Für die Sauce:

1 Zwiebel

1 Knoblauchzehe

Eine Handvoll Kräuter, z. B. Petersilie, Salbei, Basilikum, Zitronenmelisse

½ TL Senf

Saft einer halben Zitrone

½ TL Himalayasalz

5 EL Olivenöl, 1 EL Leinöl

Salat und Gemüse waschen und in mundgerechte Stücke schneiden. Die Zutaten für die Sauce pürieren und über die Salatmischung geben, vorsichtig mischen

Quelle: „Küsse aus dem Kochtopf" von Karen Merz und Isolde Sauer-Lambach

Hauptspeise: Glückliche-Eier-Pfanne

Zubereitungszeit: ca. 30 min inkl. Garzeit

2 mittelgroße Zucchini

8 Tomaten

2 gelbe Paprika

½ Blumenkohl

½ Aubergine

1 geh. EL Gemüsebrühe (ohne Glutamat oder Hefeextrakt)

1 TL gemahlener Koriander

1 TL gemahlener Bockshornkleesamen

350 ml Wasser

4-8 „glückliche" Eier

Etwas Muskat und Paprikapulver

2 Tassen Basmatireis

6 Bockshornkleesamen

4 Tassen Wasser

Die Tomaten häuten und klein schneiden. Das übrige Gemüse putzen und würfeln. Den Basmatireis mit Wasser, Salz und Bockshornkleesamen aufsetzen und 15-20 min köcheln lassen. Das Gemüse in eine Glasdeckel-Pfanne füllen, mit Gemüsebrühe, Koriander, Bockshornkleesamen und Wasser mischen, zugedeckt ca. 12 min gar kochen. Den Deckel abnehmen und die Eier aufschlagen und auf das Gemüse laufen lassen. Gar ziehen lassen und mit Muskat und Paprika bestreuen. Mit Basmatireis anrichten.

Quelle: „Küsse aus dem Kochtopf" von Karen Merz und Isolde Sauer-Lambach

Zwischenmahlzeit:

Eine Handvoll Nüsse

oder Studentenfutter

oder ein Schokoladenriegel mit Stevia oder Kokosblütenzucker

Dazu: eine Tasse Matcha-Tee zum Genießen und Wachwerden!

Abendessen: Ofengemüse mit mediterranen Kräutern

Zubereitungszeit: ca. 20 min, Garzeit: ca. 30 min

4-6 große frische Kartoffeln

2 Paprikaschoten

1 Zucchini

2-3 mittelgroße Möhren

4 Tomaten

1-2 Fenchel

Ein paar Knoblauchzehen mit Schale (wird vor dem Verzehr geschält)

Olivenöl

Kräuter der Provence (Thymian, Rosmarin, Oregano, evtl. Lavendel

Ca. ½ TL Himalayasalz

Frisch gemahlener Pfeffer

Saft ½ Zitrone, 2 EL Olivenöl, Salz, Pfeffer

Kartoffeln putzen, evtl. Keime entfernen und mit Schale in Scheiben schneiden. Eine feuerfeste Form mit Olivenöl einfetten und die Kartoffeln hineinschichten. Kräuter der Provence frisch oder getrocknet darüber verteilen. Nochmals ca. 2-3 EL Olivenöl darüber verteilen und bei 175 Grad Umluft in den Backofen schieben (Backzeit ca. 30 min).

Das restliche Gemüse putzen. Möhren und Zucchini in Scheiben schneiden. Tomaten hälfteln, Paprika in Streifen schneiden, Fenchel in fingerdicke Stücke schneiden.

Alles auf einem mit Olivenöl gefetteten Backblech anrichten und ebenfalls Kräuter und etwas Olivenöl darüber verteilen. Ebenfalls In den Ofen schieben (Backzeit ca. 20 min).

Nach Ende der Garzeit Zitronensaft, Olivenöl, Salz, Pfeffer miteinander verrühren und über dem Gemüse verteilen. Kartoffeln nur etwas salzen.
Dazu: ein Glas guter Rotwein, wenn Sie möchten

Tipp: Übrig gebliebenes Ofengemüse schmeckt auch ausgezeichnet am nächsten Tag kalt.

7 Ihre persönliche Baustelle

Die Befindlichkeit von Körper, Geist und Seele steht in einem wechselseitigen Zusammenhang von Ursache und Wirkung. Nur durch eine ursächliche und ganzheitliche Herangehensweise werden Gesundheit, innere Harmonie und damit auch Leistungsfähigkeit ermöglicht.

Um dem inzwischen allgegenwärtigen Erschöpfungssyndrom wirksam zu begegnen, brauchen wir ein intelligentes „Ressourcenmanagement" (Spitz, J.). Dieses fußt auf den Ursprüngen der menschlichen Natur, berücksichtigt aber unsere moderne Lebensweise, ohne sie zu verteufeln. Es umschließt Psyche, Ernährung und Körperübungen gleichermaßen. Gemeinsames Ziel der Maßnahmen ist es, den Körper mit allen geistigen und materiellen Ressourcen zu versorgen, die er braucht („Rucksäcke packen") und gleichzeitig von dem geistigen und stofflichen Ballast zu befreien, der ihn buchstäblich „verstopft".

85

Hinsichtlich der Ernährung habe ich Ihnen mit diesem Buch einen allgemeinen Überblick über die körperlichen Bedürfnisse gegeben und habe Ihnen gezeigt, wie Sie sich zeitsparend und doch effektiv mit den Makro- und Mikronährstoffen versorgen können, die Sie im „Hochleistungsbetrieb", also in Zeiten großer körperlicher und geistiger Belastung, brauchen. Individuelle Vorlieben, Bedarfslagen und Verträglichkeiten bleiben vorbehalten und können nur in einer individuellen Beratung analysiert und adressiert werden.

Je eher Sie Ihre eigene „Baustelle" angehen, umso größer ist die Chance, langfristig gesund, glücklich und leistungsfähig zu bleiben. Ich wünsche Ihnen herzlich Gesundheit, Glück und Erfolg!

Ihre

Silke Raab

Danke

Dieses Buch konnte nur entstehen, weil ich mich auf die Unterstützung zahlreicher Menschen verlassen konnte. Diesen möchte ich hiermit ausdrücklich „Danke" sagen.

Mein besonderer Dank gilt meiner Familie: Meinem Ehemann danke ich dafür, dass er mich durch sein kritisches Hinterfragen immer wieder dazu gebracht hat, mir logisch erscheinende Zusammenhänge für Andere nachvollziehbar darzustellen. Meinen drei Kindern danke ich dafür, dass sie die mehr oder – in ihren Augen manchmal – weniger kulinarische Experimentierfreudigkeit ihrer Mutter in der Küche sehr gut mittragen, auch wenn sie manchmal lieber „ganz normal" Pizza oder Burger essen möchten (und auch das ist erlaubt). Meinen Eltern danke ich dafür, dass ich mit einer bodenständigen westfälischen Küche groß werden durfte, die von viel marktfrischem Obst und Gemüse und wenig Fleisch geprägt war, überhaupt in einem Elternhaus, das immer auf die einfachen Werte wie Liebe, Gottvertrauen, Fleiß, Ehrlichkeit, Treue und Respekt vor der Umwelt und den Mitmenschen gesetzt hat.

Ich danke all den Freundinnen, Freunden und Bekannten, die sich gerade zu Beginn meiner Beratungstätigkeit vertrauensvoll als „Versuchskaninchen" zur Verfügung gestellt haben und es auch immer wieder gern tun, wenn ich mit neuen Ideen aufwarte. Danke an meinen lieben Freund, Gärtner, Erzieher und Linguisten, Jörg Böhlke, der immer wieder „über den Tellerrand" schauend noch einige sprachliche und inhaltliche Verbesserungen in der zweiten Auflage bewirken konnte.

Meine Klientinnen und Klienten, sei es in der Einzelberatung, aber auch in meinen Workshops, lernen nicht nur von mir, sondern sie

„füttern" mich immer wieder mit Informationen und Neuigkeiten, die ich sehr dankbar aufnehme und teilweise ebenfalls in diese zweite Auflage eingearbeitet habe.

Natürlich säumten den Weg bis zur Fertigstellung dieses Buches auch einige Expertinnen und Experten, von denen ich vieles lernen durfte. Stellvertretend für alle danke ich Karen Merz für zahlreiche Gespräche über die Zusammenhänge zwischen Ernährung, Psyche und Spiritualität, Uwe Brandweiner und Dipl.-Ing. (Biochemie) Hans Priller, die mir den Nutzen natürlicher bioverfügbarer Nahrungsergänzung nahe gebracht haben, außerdem meiner Schwester Ute Brock-Pramor, die mir als Ärztin ein ausgezeichneter „Sparringspartner" ist. Danken möchte ich auch meinem ersten und einzigen „Chef", Prof. Dr. Ulrich Steger, der mir während meiner wissenschaftlichen Tätigkeit am Institut für Ökologie und Unternehmensführung an der European Business School, gezeigt hat, wie man Bücher schreibt. Alle Expertinnen und Experten, die mich auf dem Weg zu diesem Buch begleitet haben und die hier nicht namentlich erwähnt werden, schließe ich an dieser Stelle ausdrücklich in mein herzliches Dankeschön mit ein.

Die wichtigsten Personen, die mir das wesentliche inhaltliche Rüstzeug vermittelt haben, sind die Dozenten des Deutschen Naturveda Instituts in Karlsruhe: Christel Steiner, Martin Geiger und Pedro de Souza. Ich danke den Dreien für eine ausgezeichnete Ausbildung und einen großartigen „Spirit", der über die eigentliche Ernährungsberatung weit hinausgeht.

HERZLICHEN DANK!

Über die Autorin

Silke Raab, geb. 1968, arbeitet nach internationalem Studium der Betriebswirt-schaftslehre zunächst wissenschaftlich am Institut für Ökologie und Unternehmens-führung an der European Business School, Oestrich-Winkel.

Veranlasst durch die schwere Erkrankung eines Familienmitgliedes, beginnt die Mutter von drei Kindern, sich intensiv mit Ernährung und der Bedeutung von Vitalstoffen auseinander zu setzen. Sie absolviert die Ausbildung zur Ernährungsberaterin am Deutschen Naturveda Institut in Karlsruhe und gründet Nutrigenius – Natürliche Ernährungs- und Hautpflegeberatung, mit Sitz in Geisenheim und Frankfurt am Main. (Info unter: www.nutrigenius.de)

Basierend auf einer wissenschaftlich fundierten Stoffwechselanalyse und unter Einbeziehung der jeweils persönlichen Lebensweise entwickelt sie individuelle Ernährungskonzepte. Mit diesen buchstäblich „auf den Leib geschneiderten" Konzepten und unter Einsatz potenter Heilpflanzen hilft sie ihren Kunden, ihre Gesundheit effektiv zu stärken und zu erhalten.

Das Thema „Stressresistenz durch gesunde Ernährung" gewinnt in ihrer täglichen Praxis immer mehr an Bedeutung und veranlasst sie, das Buch „Lieber Gesund Essen als Krank Arbeiten" zu schreiben, das im Mai 2013 zunächst als E-Book bei Amazon erschienen ist. Der große Erfolg der ersten Auflage veranlasst die Autorin zur überarbeiteten 2. Auflage, die nun auch in Druckform vorliegt. Silke Raab bietet sowohl individuelle Ernährungs- und Hautpflegeberatung als auch Workshops zu Themen der Erhaltung und Steigerung der Leistungsfähigkeit durch gesunde Ernährung an.

89

Literatur

Burisch, M. Das Burnout-Syndrom – Theorie der inneren Erschöpfung. Springer-Verlag, Berlin/Heidelberg, 4. Auflage 2010

Der Spiegel Nr. 30, 2011. Jetzt mal langsam, S. 58 – 69

Deutsches Naturveda-Institut, Skript zur Ernährungsberatung 2011/2012

Eichinger, U./Hoffmann-Nachum, K. Der Burnout Irrtum. Systemed Verlag, Lünen, 1. Auflage 2012

GEO Wissen Nr. 48, 2011. Was die Seele stark macht – Hilfe bei Burnout, Ängsten, Depressionen

Jennrich, P. Entgiften – leicht gemacht, Eigenverlag Würzburg

Knieriemen, H./Pfyl, P. S. Kosmetikinhaltsstoffe von A bis Z. AT Verlag, Baden und München, 2. Auflage 2006

Lohmann-Haislah, A. Stressreport Deutschland 2012 – Psychische Anforderungen, Ressourcen und Befinden. Bundesanstalt für Arbeitsschutz und Arbeitsmedizin, Dortmund/Berlin/Dresden 2012

Merz, K./Sauer-Lambach, I. Küsse aus dem Kochtopf, Wetzlar

Paul, S. Paläopower – Das Wissen der Evolution nutzen für Ernährung, Gesundheit und Genuss. Verlag C.H. Beck, München, 1. Ausgabe 2012

Peters, A. Das egoistische Gehirn, Ullstein Verlag, 1. Auflage, Berlin 2011

Popp, F.-A.. Biophotonen- Neue Horizonte in der Medizin, 3. Auflage, Haug Verlag, Stuttgart 2006

Priller, H. Wozu Mikronährstoffe?, in: Sport-Physiotherapie, 22. Jg. Heft 4, Dezember 2011

Sellin, R. Wenn die Haut zu dünn ist, Hochsensibilität – vom Manko zum Plus. Kösel Verlag, 7. Auflage, München 2012

Spitz, J. Vorwort; in: Eichinger, U./Hoffmann-Nachum, K. Der Burnout Irrtum. Systemed Verlag, Lünen, 1. Auflage 2012, S. 4

Internetquellen

Henderson ST et al., "Study of the ketogenic agent AC-1202 in mild to moderate Alzheimer's disease: a randomized, double-blind, placebo-controlled, multicenter trial.", http://www.ncbi.nlm.nih.gov/pmc/articles/PMC2731764/?tool=pubmed

www.alternativheilung.eu/html/vitamin__b_15.html

www.angst-depressionen.com

www.articles-mercola.com

www.bioscene-4u.de/pauling.HTML

www.de.sott.net/article/1145-Die-Wahrheit-uber-gesattigte-Fette

www.diegesundheitsseite.de

www4ger.dr-rath-foundation.org/DIE_FOUNDATION/faq.html#2

www.gehirn-und-geist.de

www.gesund-heilfasten.de/ernaehrung/fleisch.html

www.gesundheitlicheaufklaerung.de/schweinefleisch-und-gesundheit

www.onmeda.de/lexika/naehrstoffe/mineralstoffe/phosphor-phosphormangel-2276-3.html

www.reformhaus-fachlexikon.de

www.ruhr-uni-bochum.de/physiolchem/mam/content/mediziner/ketogenese.pdf

www.schisandra-info.com/wirkungen_von_schisandra.asp

www.vollwertleben.info

www.webmed.ch

www.wikipedia.org

www.welt.de/wirtschaft/article13773959/Von-der-Leyen-sagt-Burn-out-den-Kampf-an.html#

www.welt.de/gesundheit/article13623790/Burn-out-trifft-Idealisten-und-Perfektionisten.html

Hinweise und Rechtliches

Wir sind um die Richtigkeit und Aktualität der in diesem Buch veröffentlichten Informationen bemüht. Fehler und Unklarheiten können aber nicht ganz ausgeschlossen werden. Daher übernehmen wir keine Gewähr für inhaltliche Aktualität und Vollständigkeit. Für Schäden materieller, immaterieller oder gesundheitlicher Art, die durch die Anwendung der dargebotenen Informationen mittelbar oder unmittelbar verursacht werden, haften wir nicht. Für Hinweise auf Fehler oder Unklarheiten sind wir dankbar, um sie in künftigen Ausgaben zu beseitigen. Schreiben Sie uns an info@nutrigenius.de mit dem Betreff „Lieber Gesund Essen als Krank Arbeiten".

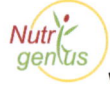 **www.nutrigenius.de**